Fé, Esperança e Cura

Dr. Bernie Siegel e Jennifer Sander

Fé, Esperança e Cura

A Vida e as Lições Inspiradoras de Pessoas
que Enfrentaram o Câncer de Forma Positiva

Tradução
EUCLIDES LUIZ CALLONI
CLEUSA MARGÔ WOSGRAU

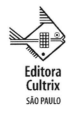

Editora
Cultrix
SÃO PAULO

Título original: *Faith, Hope & Healing.*
Copyright © 2009 Dr. Bernie Siegel.
Copyright da edição brasileira @ 2011 Editora Pensamento-Cultrix. Ltda.
Publicado mediante acordo com John Wiley & Sons.
Passagem de 365 *Prescriptions for the Soul*, copyright © 2004 Bernie S. Siegel.
Todos os direitos reservados. Nenhuma parte desta obra pode ser reproduzida ou usada de qualquer forma ou por qualquer meio, eletrônico ou mecânico, inclusive fotocópias, gravações ou sistema de armazenamento em banco de dados, sem permissão por escrito, exceto nos casos de trechos curtos citados em resenhas críticas ou artigos de revistas.
A Editora Cultrix não se responsabiliza por eventuais mudanças ocorridas nos endereços convencionais ou eletrônicos citados neste livro.

Coordenação editorial: Denise de C. Rocha Delela e Roseli de S. Ferraz
Preparação de originais: Roseli de S. Ferraz
Revisão: Claudete Agua de Melo
Diagramação: Fama Editoração Eletrônica

Dados Internacionais de Catalogação na Publicação (CIP)
(Câmara Brasileira do Livro, SP, Brasil)

Siegel, Bernie
 Fé, esperança e cura : a vida e as lições inspiradoras de pessoas que enfrentaram o câncer de forma positiva / Bernie Siegel e Jennifer Sander; tradução Euclides Luiz Calloni, Cleusa Margô Wosgrau. — São Paulo: Cultrix, 2011.

 Título original: Faith, hope and healing.
 ISBN 978-85-316-1155-1

 1. Câncer — Aspectos psicológicos 2. Cura pela fé — Narrativas pessoais 3. Medicina psicossomática 4. Neoplasma — Psicologia — Narrativas pessoais 5. Sobreviventes — Psicologia — Narrativas pessoais I. Jennifer Sander. II. Título.

11-09577   CDD-616.994

Índices para catálogo sistemático:
1. Câncer : Aspectos psicológicos : Medicina 616.994

O primeiro número à esquerda indica a edição, ou reedição, desta obra. A primeira dezena à direita indica o ano em que esta edição, ou reedição, foi publicada.

Edição   Ano
1-2-3-4-5-6-7-8-9-10-11   11-12-13-14-15-16-17-18-19

Direitos de tradução para o Brasil
adquiridos com exclusividade pela
EDITORA PENSAMENTO-CULTRIX LTDA.
Rua Dr. Mário Vicente, 368 — 04270-000 — São Paulo, SP
Fone: 2066-9000 — Fax: 2066-9008
E-mail: atendimento@editoracultrix.com.br
http://www.editoracultrix.com.br
que se reserva a propriedade literária desta tradução.
Foi feito o depósito legal.

Sumário

Agradecimentos 11
Introdução 13

Parte Um: FÉ

Deus me Deu um Presente 19
    REFLEXÃO DE BERNIE: *Tudo no universo está sujeito à mudança, e tudo acontece no momento certo.*

Uma Busca Debaixo de Neve 24
    REFLEXÃO DE BERNIE: *Na vida, a questão não é "por que eu", mas "teste-me".*

Minha Jornada de Cura 31
    REFLEXÃO DE BERNIE: *Muitas consequências advêm da aceitação da sua mortalidade; nem todas são ruins.*

Bebê Jamie: História de uma Sobrevivente 40
    REFLEXÃO DE BERNIE: *A vida é uma maratona pessoal; o objetivo é você terminar a sua.*

Aprendendo a Soltar 47
    REFLEXÃO DE BERNIE: *Tenha por objetivo a paz; declarando guerra ao câncer, você fortalece o inimigo.*

O que Poderíamos Fazer Juntos 55
    REFLEXÃO DE BERNIE: *Invista em seus relacionamentos; todos se beneficiarão.*

Compondo a Minha Própria Música 62
    REFLEXÃO DE BERNIE: *Aprenda a ouvir o coração, não a cabeça.*

O Amor Cura... 67
    REFLEXÃO DE BERNIE: *O amor beneficia a quem dá e
a quem recebe.*

Flores Silvestres.. 74
    REFLEXÃO DE BERNIE: *O que você planta no seu jardim
floresce em todas as estações da sua vida.*

Estar Vivo é um Presente.. 81
    REFLEXÃO DE BERNIE: *Todos somos obras em composição.*

Últimos Dias Maravilhosos 88
    REFLEXÃO DE BERNIE: *Os próprios cegos veem quando
têm uma experiência de quase-morte.*

Parte Dois: ESPERANÇA

Uma Ocasião de Alegria é uma Ocasião de Alegria................................... 95
    REFLEXÃO DE BERNIE: *Você cria o seu próprio tempo fixando-se
em céus claros ou nublados.*

Um Novo Outono... 101
    REFLEXÃO DE BERNIE: *O câncer pode refletir o nosso
verdadeiro eu.*

Montanha Acima 106
    REFLEXÃO DE BERNIE: *Não se trata de chegar em primeiro
lugar, mas de terminar o que se começa.*

Liberdade II 113
    REFLEXÃO DE BERNIE: *Reúna uma tripulação que o
ajude a navegar pelo mar da vida.*

Fases da Lua 118
    REFLEXÃO DE BERNIE: *A vida é como a lua. Há momentos
de escuridão, mas também momentos de plenilúnio e luz.*

SUMÁRIO

Abrindo-se para a Vida 126
  REFLEXÃO DE BERNIE: *Aja como um sobrevivente.*

Torta de Limão e Merengue 133
  REFLEXÃO DE BERNIE: *Quando a vida lhe dá limões, faça com eles uma torta de limão e merengue.*

O Toque 138
  REFLEXÃO DE BERNIE: *No fim, todos morreremos, por isso sugiro que você não perca tempo tentando evitar a morte, mas opte por viver.*

Um Milagre Diferente 143
  REFLEXÃO DE BERNIE: *As dificuldades da vida nos ensinam a crescer como seres humanos.*

A Arte de Viver 147
  REFLEXÃO DE BERNIE: *Reencontre o seu artista interior e faça o seu autorretrato exclusivo.*

Parte Três: CURA

Animais como Facilitadores da Cura 157
  REFLEXÃO DE BERNIE: *Os animais são nossos professores porque não precisam de todo o tempo de que nós necessitamos para aprender a amar e perdoar.*

Águas Cinzentas 165
  REFLEXÃO DE BERNIE: *Dedique tempo às coisas simples, pois elas são as mais preciosas.*

Algema de Dedos Chinesa 171
  REFLEXÃO DE BERNIE: *Aprenda a soltar e comece a viver.*

Xeque-mate 180
  REFLEXÃO DE BERNIE: *Aceite o seu tempo limitado e passe-o com as pessoas que você ama.*

Dias de Alcíone.. 186
    REFLEXÃO DE BERNIE: *Quando você acredita que a vida é boa, ela se torna boa.*

Encontrando a Minha Voz... 189
    REFLEXÃO DE BERNIE: *Escolha o amor, porque quando você ama os seus inimigos, eles deixam de existir.*

Minha Árvore da Vida 196
    REFLEXÃO DE BERNIE: *Como uma árvore pode crescer entre espinhos, você também pode aceitar o que o irrita e prosseguir com a sua vida.*

A Visitante 203
    REFLEXÃO DE BERNIE: *Convide os seus monstros para entrar; você tem muito a aprender com eles.*

Em Defesa do Meu Corpo e da Minha Alma................................... 209
    REFLEXÃO DE BERNIE: *Não tenha medo de fazer as perguntas espinhosas.*

Escreva e Passe Adiante... 215
    REFLEXÃO DE BERNIE: *Quando você ouve o seu eu interior, fica mais fácil tomar decisões.*

Polegares para cima 220
    REFLEXÃO DE BERNIE: *Vocês são todos vencedores.*

Conclusão: *Amor, Medicina e Milagres Hoje*............................... 227

Aos meus criadores: os seres de uma ordem superior cuja presença podemos apenas pressentir; aos meus pais, à minha esposa Bobbie, aos nossos cinco filhos e oito netos, e às incontáveis criaturas divinas que participam da nossa vida.

Agradecimentos

Eu gostaria de agradecer a Andrea Hurst e Jennifer Sander todo o zelo dedicado a este livro e as orientações que me ofereceram durante o processo de sua criação; a Tom Miller, da John Wiley and Sons, o apoio ao meu trabalho e a direção editorial conferida a esta obra. Agradecimentos especiais a Samantha Layne e Amberly Finarelli por sua ajuda.

O editor e o autor empenharam todos os seus esforços na preparação deste livro, mas não se responsabilizam nem oferecem garantias quanto à exatidão ou integridade dos conteúdos deste livro e especificamente ignoram quaisquer garantias implícitas de comercialização ou de conveniência a um fim específico. Nenhuma garantia pode ser criada ou estendida por representantes comerciais ou por materiais de promoção escritos. As orientações e estratégias aqui contidas podem não ser apropriadas para a sua situação. Consulte um profissional quando necessário. Nem o editor nem o autor assumem responsabilidade por qualquer prejuízo ou outros danos comerciais, inclusive mas não limitado a danos especiais, circunstanciais, consequenciais ou outros.

As informações contidas neste livro não têm a pretensão de substituir as orientações de um profissional da saúde. Qualquer uso das informações aqui incluídas fica a critério do leitor. O autor e o editor especificamente se eximem de toda e qualquer responsabilidade direta ou indiretamente decorrente do uso ou aplicação de qualquer informação contida neste livro. Um profissional da saúde habilitado deve ser consultado no tocante à sua situação específica.

Introdução

Depois de muitos anos ajudando pessoas a participar do processo de cura da sua vida e de recuperação do seu corpo depois de receberem o diagnóstico de câncer, posso dizer que fui testemunha do poder da fé, da esperança e da cura e do que elas podem realizar. Esses três estados de graça me ensinaram que nem todos os efeitos colaterais do câncer são necessariamente perniciosos. As chamadas maldições podem tornar-se bênçãos, e uma doença pode revivificar-nos como seres humanos. Muitas pessoas veem a sua doença como um chamado a despertar e a recomeçar, literalmente, uma nova vida. Os efeitos colaterais do câncer podem se transformar no trabalho de parto por meio do qual damos à luz a nós mesmos e à vida que estávamos destinados a viver. Os efeitos colaterais nos fortalecem para alimentar a nossa vida, do mesmo modo que a fome nos obriga a procurar alimento para o corpo.

Nas páginas que seguem, dividirei com você as histórias inspiradoras de pessoas que tiveram câncer e que, cada uma ao seu modo, encontraram ao longo do processo fé, esperança e cura mais profundas — e também muita alegria. Se você ou alguém que você ama já recebeu o diagnóstico de câncer, estas histórias o estimularão a desenvolver atitudes e comportamentos que sobreviventes compartilham conosco; elas também lhe oferecerão centenas de alternativas para superar esse período difícil e para descobrir os benefícios que o câncer pode trazer à sua vida. Depois de cada depoimento, apresentarei as minhas reflexões sobre as lições que podemos aprender e sobre a sabedoria que pode resultar da vivência desses relatos.

Por que reunir essas histórias? Por que considero efetivamente educativo e curativo ler histórias de pessoas que viveram essas atribulações? Em termos simples, é porque turistas não podem ajudar nativos. O que quero dizer é que toda pessoa que recebeu um diagnóstico de câncer pode nos ajudar a enfrentar e derrotar o nosso câncer. O que podemos aprender de pessoas corajosas como Carol Westfahl, Tom Martin, Jane Goldman e muitas outras cujas histórias compõem este livro? Podemos aprender o enorme poder de cura da arte, a incrível transformação que o hábito de manter um diário pode produzir e os salutares recursos espirituais que estão à nossa disposição. Cada pessoa relata como o seu desejo, intenção, determinação e vontade de sobreviver a levou a participar ativamente da sua vida e saúde. Em todos os casos relatados, a decisão de participar e de assumir responsabilidades representou uma verdadeira guinada na vida dessas pessoas.

A fé é necessária para sobreviver. A vida é cheia de obstáculos que a tornam difícil e às vezes sem sentido, mas a fé nos ajuda a encontrar apoio e sentido. À medida que você se adapta às mudanças do seu dia a dia depois de receber o diagnóstico, ou de conhecer o diagnóstico de alguém que você ama, descobrirá que a fé é um componente poderoso para ajudá-lo a recuperar-se. Há uma razão para o fato de Deus não ter feito um mundo perfeito — com a perfeição, a nossa vida não teria sentido. Se tudo fosse perfeito, jamais teríamos a oportunidade de crescer e de valorizar os pequenos presentes e milagres da vida.

A fé e a espiritualidade se relacionam com o prodígio e a criação da vida. Mas o segredo é aquilo em que você tem fé. Do mesmo modo que você tem um controle remoto para escolher canais, assim também você usa a mente para selecionar as mensagens para as quais você está aberto e nas quais deposita a sua fé. Quando você tem fé, suas ações se tornam criativas. Você pode confiar no que passa a fazer parte da sua caminhada e usar isso para melhorar a sua vida e a vida dos que estão à sua volta.

"Esperança", escreveu Emily Dickinson, "é algo emplumado que pousa na alma e canta a melodia sem a letra, sem cessar." Como alguém pode viver sem esperança? Um oncologista, ao prescrever um protocolo com quatro agentes quimioterápicos que começavam com as letras EPO e H, percebeu que se invertesse a posição das letras, obteria a palavra HOPE (Esperança). Então começou a chamar o seu programa terapêutico Protocolo HOPE. Enquanto outros médicos receitavam o Protocolo EPOH, ele constatou que era bem maior o número de pacientes que reagiam positivamente à sua terapia, apesar de todos receberem os mesmos medicamentos e dosagens.

Quando não temos esperança, em decorrência do que os médicos ou outras pessoas possam dizer, maior é a probabilidade que temos de morrer devido à influência negativa que essas palavras exercem sobre a nossa atitude, sobre as funções imunológicas e sobre os vários níveis hormonais. A esperança é real, não tendo necessariamente relação com as estatísticas. Palavras podem favorecer a cura ao concentrarem as nossas crenças e a nossa mente em mensagens de amor e estímulo. Com a esperança renovada, a alegria pode aparecer.

A alegria se encontra nos relacionamentos com as pessoas que amamos, sejam elas nossos familiares, amigos ou animais de estimação. Nossos relacionamentos ajudam a nos manter vivos e dão sentido à nossa vida. Muitas vezes as pessoas querem encontrar a felicidade nas coisas materiais ou no sucesso financeiro, mas descobrem que o sucesso não as faz felizes. A alegria e o sucesso aparecem quando fazemos o que nos deixa felizes.

Um diagnóstico de câncer autoriza muitas pessoas a viver a vida ao máximo. O sofrimento do câncer ajuda-as a se redefinirem, dando-lhes permissão para fazer as coisas que estavam impossibilitadas ou que simplesmente tinham medo de fazer. A doença as libera para recuperar sua verdadeira identidade e lhes relembra a liberdade de escolha que é e sempre foi sua. Espero que todos os que lerem as histórias dessas pessoas aprendam com elas e não esperem nem precisem que uma doença os convença disso.

Lembre-se, estamos falando da cura da sua vida e da concentração da sua energia vital na cura. Curar e sarar são dois processos bem diferentes. É verdade que quando você cura a sua vida, talvez você considere o sarar como um efeito secundário. Mas quando se concentra apenas nos aspectos mecânicos do tratamento e em sarar da doença, negligenciando a si mesmo e à sua vida, você está desperdiçando a sua energia por envolver-se numa luta, e a sua vida se torna mais uma guerra do que um processo de cura.

O tratamento médico pode ser visto não só como uma tentativa de não morrer, mas também como parte de um processo de cura. Quando cura a sua vida, você se livra de antigas feridas acumuladas ao longo da existência. Num sentido, você volta a ser pai ou mãe e dá à luz a criança divina dentro de você. Quando a mudança ocorre, todo o seu corpo sente o amor que você agora tem pela vida e ele se empenha em mantê-lo vivo e em eliminar todas as atribulações que ameaçam a sua vida.

Lembre-se, o seu corpo ama você e sabe curar, mas ele precisa saber que você o ama e que você também ama a sua vida e as oportunidades que ela lhe oferece. Você nasceu com um potencial não só para sobreviver, mas para se desenvolver. Você merece a oportunidade de fazer isso curando as velhas feridas e orientando-se para uma nova vida e uma nova jornada, tendo por companheiras a fé, a esperança e a alegria.

Eu o incentivo a redirecionar a sua jornada no sentido de usufruir a vida, em vez de apenas realizar as suas tarefas ou cumprir uma função que alguém lhe atribuiu. Observei que, como parte do processo de cura, as pessoas mudam de lugar, trocam de emprego, se divorciam, se livram da gravata e do paletó, compram uma casa à beira-mar. Quando as pessoas escolhem viver com alegria, como é seu destino natural, elas vivem mais tempo e são mais saudáveis e mais felizes. Deixe a sua luz interior brilhar e ser um farol para outras pessoas. Para que isso aconteça, deixe a sua vida brilhar. Algum tempo atrás, depois de receber um diagnóstico de câncer e de lhe dizerem que lhe restava pouco tempo de vida, um amigo meu mudou-se para o Colorado, pois sempre sonhara em viver nas montanhas. Todos achavam que ele morreria em questão de semanas. Passado certo tempo, não tendo recebido nenhuma notícia da sua família, comecei a imaginar se eles haviam se esquecido de me convidar para o enterro. Eu estava chateado e telefonei. Ele mesmo atendeu o telefone e eu pude ouvi-lo dizer: "É tudo tão bonito aqui que esqueci de morrer".

Este livro pode ser um presente para você: o incentivo e a inspiração para eliminar o medo da sua vida. Quando você cura a sua vida e no processo a plenifica com fé, esperança e alegria, o medo deixa de existir. Sei que isso é verdade porque vivi e trabalhei com muitas dessas corajosas pessoas cujas experiências você está para conhecer. Suas histórias lhe ensinarão, como ensinaram a mim, lições sobre as nossas forças comuns e sobre como viver uma vida autêntica e plena de alegria.

PARTE UM

Fé

Deus me Deu um Presente

Angela Passidomo Trafford

Q*uantas vezes tenho de ter câncer?!* Eu estava no meio da sala, telefone ainda na mão, e esbravejava contra Deus pela total injustiça e tragédia da minha vida. Eu tinha acabado de receber dois telefonemas, quase ao mesmo tempo. O primeiro me informava friamente que, depois de anos de confrontos em tribunais internacionais com o meu primeiro marido, eu havia perdido a custódia dos meus três amados meninos. A segunda ligação, quase tão fria quanto a primeira, era do meu médico informando-me a recorrência do câncer no seio.

Quais eram as minhas opções? Eu não tinha dinheiro para continuar lutando pela custódia. Eu não tinha dinheiro sequer para visitar meus filhos. Eu não tinha perspectivas com relação ao futuro, e o meu sofrimento era tanto que eu não suportava mais nem mesmo estar dentro do meu corpo. O suicídio era uma opção. Num momento de verdade, porém, percebi que uma ameaça de suicídio era mais uma tentativa de manipular Deus tendo em vista os meus próprios fins. Meu ego aceitou a derrota, e eu me ajoelhei ali mesmo e admiti que queria viver. Também aceitei que eu não sabia viver, que todas as minhas tentativas de viver a vida tinham acabado em tragédia, sofrimento e doença. Relaxei e pedi a Deus que me mostrasse como viver.

Sem saber exatamente para onde ir ou por quê, entrei no carro e comecei a dirigir ao acaso em meio a uma névoa de medo e sofrimento. Talvez pela primeira vez totalmente consciente dos fatos da minha vida, vi a placa de uma cartomante e entrei no pátio da casa. Ao atender-me, a mulher me olhou nos olhos e disse: "Não sei o que lhe aconteceu, mas tudo o que você está vivendo agora estará superado nos próximos anos". Fixei-me nessas palavras enquanto voltava para o carro e continuei andando sem destino.

Acabei na biblioteca pública, um lugar que eu nunca havia frequentado. Enquanto percorria as prateleiras, com os olhos muito turvados para ver os títulos na minha frente, a bibliotecária se aproximou de mim com um livro nas mãos — *Love, Medicine, and Miracles* [*Amor, Medicina e Milagres*], do médico Bernie Siegel. Ela perguntou: "Você já leu este livro?" Sacudi a cabeça. Não, eu não o havia lido; e peguei o livro que ela me oferecia. Será que ela sabia que era isso que eu precisava naquele momento? Esse foi o incrível início de uma jornada de cura.

Eu chorava enquanto lia o livro em casa. Nele estavam as respostas que eu estivera procurando, e eu sabia que essa era a resposta às minhas orações. Deus me dera um presente maravilhoso, ele me atendera. A humildade e a gratidão eram um alívio bem-vindo, um bálsamo para a minha alma. Era uma alegria dirigir-me a Deus em busca de ajuda agora, em vez de fazer da minha vida um blefe, fingindo saber tudo a respeito dela. Nas semanas seguintes, com a ajuda de Deus, comecei a assumir a responsabilidade pela minha vida e pela minha saúde. A minha biópsia estava marcada para daí a três semanas, e eu planejava efetuar mudanças reais em mim mesma antes disso.

Comecei a levantar-me ao alvorecer e a observar os primeiros raios róseos do sol inundando o céu. Eu entrava no meu íntimo e agradecia a Deus cada novo dia, derramando lágrimas de gratidão, seguidas por um intenso fluxo de energia que não era outra coisa senão a energia de cura da esperança. Eu fazia passeios de bicicleta, totalmente entregue ao momento como uma criança. Depois do passeio, eu me sentava no sofá e praticava os exercícios de meditação e de visualização que Bernie recomendava no livro.

Para minha surpresa, certo dia emergiu de dentro de mim a visualização de pequenos pássaros alimentando-se de migalhas douradas; os pássaros eram as células do sistema imunológico e as migalhas eram as células cancerosas. Eu visualizava o câncer na forma de migalhas douradas, gordurentas e oleosas. Eu acompanhava a visualização imaginando uma luz branca entrando pelo topo da cabeça, penetrando todo o meu corpo e curando-me.

Uma manhã, depois de quase três semanas de passeios de bicicleta e meditação, sentei-me no sofá para iniciar a minha rotina diária. Ao visualizar os pequenos pássaros brancos, alguma coisa diferente aconteceu. Subitamente, senti a luz branca passar pelo topo da cabeça com uma força e energia inusitadas. Consigo lembrar a experiência exata — foi a experiência da minha dualidade como ser humano. O meu coração palpitava descontrolado enquanto esse intenso calor e energia entravam em mim. Minha mente racional dizia: "Levante-se! Você está tendo um ataque cardíaco!" Eu a ignorei calmamente, não pensando em nada, simplesmente deixando-me levar pelo momento. Eu optei por relaxar e deixar que meu ser se tornasse uno com aquela bela luz, aquela energia poderosa.

Alguns instantes depois eu estava afundada no sofá. Que sensação! — pela primeira vez na vida, a minha mente estava livre de todo pensamento. Pela primeira vez na vida, eu senti uma paz silenciosa, profunda. Era como um sorriso no meu coração. Eu sabia, eu simplesmente sabia, que alguma coisa maravilhosa havia acontecido.

Quando meu marido chegou em casa naquele dia, contei-lhe o ocorrido e em seguida lhe revelei a minha convicção secreta — se fosse feita outra mamografia, ela estaria limpa. "Eles não vão encontrar nada lá", eu disse, absolutamente confiante.

No decorrer daquela semana, compareci à consulta marcada. Antes de começarmos, o médico entrou com a mamografia anterior nas mãos e a colocou no painel luminoso para que eu pudesse ver a mancha cancerosa que ali se ocultava. Eu nada disse sobre a minha experiência de cura, mas também não expressei nenhum medo à vista da chapa. Eu estava em estado de equilíbrio comigo mesma, e sabia qual seria o resultado. O médico saiu, eu me despi, e o técnico fez uma nova mamografia. Eu me vesti novamente e esperei que o médico voltasse e analisasse as novas chapas. Mas foi o técnico que voltou: "O médico quer mais uma mamografia".

Na verdade, o médico quis oito mamografias naquele dia, antes de finalmente aceitar o que eu já sabia no meu íntimo — que o câncer havia desaparecido. Ele estava feliz e empolgado por mim, mas perplexo. Eu lhe falei sobre os pequenos pássaros e as migalhas douradas. E sobre a resplandecente luz branca. Ele olhou nos meus olhos, pegou as minhas mãos nas suas, e disse com toda sinceridade: "Chame de pequenos pássaros, chame do que você quiser, mas o fato é que você é uma mulher de muita sorte".

REFLEXÃO DE BERNIE:

Tudo no universo está sujeito à mudança, e tudo acontece no momento certo.

Eu não diria que Angela é uma mulher de sorte, mas que é uma mulher excepcional. Por que dizer sorte? Por que não lhe dar o crédito e aprender com o que ela fez e contar sua história a outros pacientes? Entre uma batalha dolorosa pela custódia dos filhos e uma doença grave recorrente, ela não via muitos motivos em sua vida pelos quais valesse a pena viver. É absolutamente natural sentir-se assim. Foi um verdadeiro milagre Angela encontrar inspiração no fundo do poço de sua vida. Em vez de optar por perder a vida física, ela decidiu livrar-se da vida que a estava matando; ao fazer essa escolha, ela literalmente salvou sua vida. Eu sempre incentivo as pessoas a nunca desistir e a nunca esquecer as bênçãos que a vida sempre tem a oferecer. Reservar algum tempo para examinar as coisas que todos os dias podem despertar em você sentimentos de gratidão ajuda-o a sobreviver. O seu corpo precisa receber uma mensagem "viva" para que também ele possa lutar pela sua vida. Nós somos capazes de produzir mudanças genéticas, do mesmo modo que bactérias, vírus e plantas podem produzir tais mudanças quando são afetados por antibióticos, vacinas e estiagens, e ainda assim conseguem sobreviver. Naturalmente, é mais fácil para eles escolher a vida, porque não passam pela estafa e pelos problemas que afetam as pessoas.

Angela teve mais do que sorte por chegar ao resultado que chegou e à sobrevivência. Ela efetivou algo excepcional que fez a diferença em sua cura. Ela aceitou a si mesma, sua origem divina e o poder da paz interior para curar sua vida. Ela optou pela vida em vez de pela morte, apesar do câncer e do divórcio. A consequência foi a cura também da sua doença. O médico teria aprendido alguma coisa maravilhosa se tivesse pedido a Angela que lhe contasse sua história para depois repassá-la a outros pacientes, como fonte de estímulo e esperança.

Depois de ler *Amor, Medicina e Milagres*, Angela começou a jornada de cura do corpo por meio da cura da mente. O livro pode tê-la inspirado, mas ela realizou o trabalho que fez a diferença. Nós podemos orientar as pessoas, mas elas precisam comparecer para a prática e para os ensaios, ou a melhor orientação do mundo será ineficaz. Com sua atitude forte e positiva, e com fé em Deus, Angela encontrou um exercício que a ajudou a mudar sua vida. A imagem que visualizou dos pássaros alimentando-se do câncer lhe deu a confiança de que ela precisava para saber que tudo acabaria bem. Essa imagem pacífica não implicava trucidar o inimigo e deflagrar uma guerra, mas alimentar-se e curar-se.

Sugiro que você encontre uma imagem visual com a qual se sinta à vontade e lhe incuta esperança e encorajamento. Conheço uma mulher que não chegou a bons resultados quando viu suas pequenas células brancas como cães ferozes devorando seu tumor; quando visualizou o tumor como um bloco de gelo, porém, a luz de Deus o derreteu completamente.

Lembre-se de viver cada dia plenamente e, assim como Angela, extraia prazer em atividades simples que a maioria das pessoas considera naturais. Prestando atenção ao seu eu interior, tudo se clareará para você.

Uma Busca Debaixo de Neve

Barbara Hollace

Em meio à neve, meu marido e eu seguíamos de carro para garantir um pedaço de sua vida que lhe trouxesse conforto e alegria. O inverno fora inclemente, o clima e o câncer combinando-se para apresentar um *gran finale* espetacular.

A neve amontoava-se ao longo da estrada quando iniciamos a longa viagem. O fim estava próximo e era hora de preparar-se para as cerimônias de despedida. Os nossos dias giravam em torno do meu marido, Dalton, e dos esforços para realizar seus últimos desejos. Uma rádio do interior havia concordado em gravar uma canção especial para o enterro. Isso era importante para ele, e para mim, porque tratava-se de atender ao seu último pedido e de dar-lhe algum controle sobre sua vida que definhava.

Essa viagem assemelhava-se ao caminho que havíamos percorrido até então em nossa vida juntos. O câncer havia exaurido cada grama de energia do seu corpo, e o seu sistema mal conseguia funcionar. Restava uma pequena centelha de vida. Eu sabia que ainda não era hora de deixá-la extinguir-se.

Saindo da cidade, minhas mãos enluvadas prendiam-se firmemente ao volante. Dirigir no inverno estava além da minha zona de conforto; de fato, eu ficava apavorada. Nos últimos anos, a minha vida se definira mais pelos meus medos do que pela realidade, e assim o meu ponto forte se tornara trucidar monstros em cada curva. Os nossos dias transcorriam em silêncio mortal, com poucas palavras trocadas. Não havia muito mais a ser dito; havíamos declarado nossa paz. A irmã de Dalton chegaria em breve para sua última visita. O inevitável estava próximo. Perto do fim da jornada da vida, tudo se torna claro, desde que tenhamos coragem de abrir os olhos e realmente ver a verdade. Isso se aplicava tanto a ele quanto a mim.

Às vezes eu dava uma olhada para ele no banco do passageiro. Ele estava se encolhendo. O assento do motorista era lugar dele, não meu. Dalton era motorista profissional de caminhão que controlava grandes jamantas como se fossem carrinhos de brinquedo. Agora ele não ocupava mais a posição de controle e poder; o câncer o afastara dela.

A vulnerabilidade do meu próprio espírito se impusera nas últimas semanas. Eu estava tão cansada que mal conseguia respirar. Lágrimas vertiam durante a noite e os meus medos me acompanhavam durante o dia, enquanto trabalhava para que o salário continuasse entrando. Em pouco tempo, isso também terminaria. Não consegui mais manter dois empregos e ainda cuidar de Dalton. Minhas reservas de energia estavam no final. Os funcionários da clínica me ajudavam a suportar o fardo, mas eu era a esposa dele que, por algum motivo, aspirava a ser Supermulher sob a minha aparência esgotada.

Havia momentos de amargura. Eu continuaria a viver e ele morreria. Isso o deixava irritado. Dalton tinha apenas 51 anos e estava sendo defraudado. A paixão do nosso amor havia se reduzido a tições fumegantes enquanto nos preparávamos para a maior provação da vida, olhando a morte de frente. Minhas emoções vacilavam entre vitória e derrota. Eu era estudante de Direito novata que adorava estudar e ampliar a mente, mas às vezes me sentia culpada pelo prazer que isso me proporcionava. Como eu podia me sentir feliz quando ele estava triste? Alegria e tristeza sentavam-se lado a lado no carro nesse dia.

Em silêncio, fizemos uma tomada panorâmica da nossa vida juntos. Ambos havíamos vivido intensamente antes do nosso primeiro encontro. Nossas lembranças poderiam encher um álbum de recortes, e elas seriam o legado que ele deixava para trás.

Dalton havia percorrido anteriormente o caminho da morte com sua mãe. Hoje era ele que estava no banco do passageiro, e a paisagem daí era diferente. Ele não era mais o motorista; eu era. A nossa vida e a nossa segurança estavam nas minhas mãos. Era uma estranha posição de poder para mim. Com muita frequência eu havia entregado voluntariamente as rédeas do controle a alguma outra pessoa.

O passado não podia ser mudado, mas cada dia era um pequeno presente a celebrar. Chegara para mim o momento de assumir o controle não apenas da minha vida e do futuro, mas também dessa última viagem juntos.

Poucas palavras foram trocadas enquanto o calor aumentava no interior do carro e o frio tentava penetrar no nosso casulo. Eu dirigia com cuidado à medida que deixávamos o mundo civilizado para trás e entrávamos em território desconhecido. Tudo era uma ilustração viva das nossas vidas. Estávamos entrando em águas inexploradas ou, nesse caso, bancos de neve. Nenhum de nós conhecia o caminho, apenas o destino final. Havíamos viajado além da nossa zona de conforto e trocado de papéis.

Ele precisava confiar em mim e, mais do que isso, eu precisava confiar em mim mesma e prosseguir com determinação. Os pontos de referência pareciam familiares de acordo com as orientações que havíamos recebido. À frente, vi um prédio que devia ser a emissora de rádio.

A permuta da música foi feita rapidamente, um final abrupto para uma viagem longa e difícil. "Sem custos", foi tudo o que disseram. O que havia para dizer, porém, quando se conhecia o objetivo da canção? A fita com tanto significado estava na minha mão.

A minha vida havia se tornado uma caça ao tesouro. Às vezes eu recebia uma pista para a etapa seguinte, mas normalmente eu me orientava por apalpadelas no escuro. Só Deus conhecia o caminho que levaria essa desvairada viagem ao fim. Eu resolvi acreditar que Deus permaneceria comigo, com a mesma certeza como meu marido em breve me deixaria sozinha.

O câncer trouxera suas consequências para mim. Fisicamente, eu estava esgotada. Emocionalmente, eu estava exaurida. Espiritualmente, só a oração me mantinha.

Enquanto voltávamos para Spokane, a minha criança interior queria fugir e nunca mais voltar para a nossa casa de sofrimento. O meu destino era enfrentar a última investida da morte e eu não conseguia imaginar um modo de evitar o confronto.

O meu fardo era duplo: observar Dalton evadir-se da vida e manter um segredo no meu coração. Eu sabia que esse desgaste havia deixado uma marca no meu corpo e na minha alma. Uma consulta ao médico havia revelado um pequeno nódulo no meu seio que precisaria ser monitorado. Não havia erro quanto à sua localização — ele estava no meio do seio esquerdo acima do coração, um testemunho de todos os aspectos desconhecidos da minha vida. Seria um câncer? Fora eu escolhida para trilhar o mesmo caminho até a porta da morte?

Eu não acrescentaria esse fardo ao estado enfraquecido de Dalton. Ele precisava acreditar que eu ficaria bem. Eu era uma mulher forte e corajosa que havia escolhido casar-se com 30 anos, uma mulher que seria viúva três curtos anos depois. O autor da minha história tinha um senso de humor enviesado.

Não conversamos durante a viagem de volta. Dalton estava cansado e logo caiu no sono. Sozinha com os meus pensamentos e sentimentos, contive as lágrimas. De novo. Eu estava ficando boa nisso. "Inale esperança, exale amor", era o meu mantra desde sua primeira cirurgia. Esperança, amor e fé eram os Três Mosqueteiros que me protegiam e guiavam.

Ao longo dessa jornada, quando meu coração perguntava, "Por quê?" a minha mente respondia, "Por que não? Esse é o seu caminho, o seu destino. Você recebeu um presente que é oferecido a muito poucos". Com a graça, e com o tempo, eu teria condições de repelir a negação e a raiva e de aceitar o presente de Deus.

Deus e eu tínhamos nossos momentos de conversa particular. Nesse dia, a mensagem de Deus foi retumbante: "Minha filha, eu lhe dou um vislumbre da simplicidade da vida. Não dê importância ao trivial. A vida é curta. Aproveite os momentos que lhe são dados. Divida sua cura para levar esperança aos outros. Sua recompensa será abundância em todos os aspectos. Haverá alguém esperando você no outro lado do seu pesar. No final da sua perda, você sentirá alegria novamente".

Eu não respondi externamente; em vez disso, as palavras ecoaram na minha mente. Estávamos quase na cidade, e perto de casa. A nossa casa era um apartamento que se tornara tanto um refúgio como uma prisão. A morte era o carcereiro que detinha as chaves da nossa saída desse lugar.

O corpo de Dalton ficaria livre do câncer e o meu despertaria para um novo amanhecer. O meu tumor era benigno. A responsabilidade pela vida dele não seria mais minha. Com o tempo, o vazio seria preenchido com um objetivo alegre, e algum dia o próprio riso voltaria aos meus lábios.

Eu senti Deus segurando as nossas mãos quando Dalton deslizou para além do meu alcance. As últimas horas do meu marido foram calmas quando ele finalmente encontrou sua paz. No fim, estávamos só nós dois. A lembrança daqueles momentos finais ficaria gravada para sempre no meu coração.

Era um novo começo para nós dois.

REFLEXÃO DE BERNIE

Na vida, a questão não é "por que eu", mas "teste-me".

Ao longo de toda a sua história, Barbara fala sobre a fé, a esperança e o amor que a sustentam. Ela também menciona os seus medos. Precisamos lembrar que o objetivo do medo é proteger-nos de situações e lugares perigosos, fato que não o impede de diminuir a resistência do nosso corpo à doença e de dificultar o controle de uma situação.

Enquanto dirigia, Barbara tomou consciência do novo papel que assumira. O que também precisava lembrar, porém, era que ela e o marido viajavam juntos e que o motorista não toma todas as decisões sobre o destino final. O motorista precisa perguntar e dar ouvidos às necessidades do passageiro, mesmo que a sua experiência da viagem seja diferente. Nesse caso, como em outros, o destino não é escolha do motorista. Talvez você já tenha refletido sobre esta pergunta: "Como eu viveria se este fosse o meu último dia na terra?" Você já imaginou, porém, como viveria se esse fosse o último dia da pessoa que você ama? Quando Barbara levou o marido até a estação de rádio para realizar a última vontade dele, a viagem se transformou num presente para os dois.

Também não há mal nenhum em derramar lágrimas. Elas podem dificultar um pouco a ação de dirigir, mas amortecem os solavancos ao longo da estrada. Tentar eliminar as lágrimas e negar os sentimentos é uma atitude autodestrutiva e relacionada com a negação e a depressão, não com a aceitação e o encontro da paz. Nós somos mortais e temos sentimentos, e precisamos prestar atenção a eles e deixar-nos guiar por eles. Quando não prestamos atenção às nossas necessidades e sentimentos, podemos desenvolver um nódulo sobre o coração, como aconteceu com Barbara.

Não é saudável negar as nossas necessidades e preocupações em razão do que acontece com a pessoa que amamos. É mais importante fazer o que ela gostaria que fizéssemos: cuidar de nós mesmos. Estudos mostram que somos mais vulneráveis nos períodos de mudança na nossa vida, e às vezes, a partir de desenhos terapêuticos (em que as pessoas desenham uma imagem de si mesmas, da sua doença, tratamento e sistema imunológico), podemos inclusive prever qual parte do corpo desenvolverá uma doença durante uma fase de desgaste. Não se trata de culpa, mas da nossa personalidade e vulnerabilidade devidas à nossa química interna em tempos estressantes. Por isso, quem se dedica ao cuidado de outras pessoas precisa estar atento a si mesmo e cuidar também de si mesmo.

Barbara fala sobre a clareza que advém da consciência da morte e dos limites do tempo na nossa vida. Todos nós precisamos viver com essa clareza e aceitar a nossa mortalidade o mais cedo possível, antes que um diagnóstico de doença fatal nos lembre dela. Lembre-se, a morte não é um fracasso. Ela é inevitável para todos nós e para as pessoas que amamos. O fato de Dalton poder morrer com a esposa ao seu lado me diz que ele se sentia amado e que sabia que ela era suficientemente forte para sobreviver à perda e começar novamente.

Morrer não é perder a batalha. A verdadeira perda é não viver a vida e o amor. A nossa vida consiste no ritmo que criamos e não na tentativa de controlar o incontrolável. Os seus pensamentos e atitudes são escolha sua. Barbara trabalhou muito para ter a melhor atitude possível. E conseguiu.

Em todo relacionamento, nunca se sabe quem vai morrer primeiro, por isso sentir-se culpado por ser o sobrevivente pode ser algo que consigo entender, mas também não faz sentido nenhum. O fato de Barbara se sentir culpada por gostar do seu trabalho não é saudável para ela. A vida é difícil para todos nós, mas fazer outras pessoas felizes e sacrificar a própria alegria não é uma forma apropriada de viver. A culpa não leva a nada, a menos que produza em você mudanças para melhor pela compreensão das razões que o fazem sentir-se culpado. Todos temos problemas e desafios na vida; a escolha que nos está disponível é a que concerne ao modo como os encaramos e às lições que podemos aprender com eles. Cabe a nós decidir o que a experiência nos ensina: compaixão, ódio, raiva, caridade. O que você faz em decorrência das suas perdas é fundamental: a pessoa amada morre e você passa o resto da vida odiando a Deus e a vida; ou a pessoa amada morre e você toma a decisão de ajudar os outros em seu sofrimento e de encontrar um remédio para a doença. A escolha é sua.

A história de Barbara termina com estas palavras: "Era um novo começo para nós dois". Sim, a vida é uma série de começos. Toda mudança cria a oportunidade de recomeçar.

Minha Jornada de Cura

Lynne Zeller

Era um dia como muitos outros, um dia em que eu tentava ajudar o meu filho em um projeto de ciências do ensino médio. Eu o acompanhava na loja especializada à procura do material necessário, quando o meu celular tocou. "Você tem linfoma de células do manto", disse o médico na outra ponta da linha. Eu? Passei a tarde trabalhando normalmente. De fato, eu estava incrivelmente calma. Interiormente, porém, eu estava em estado de choque, não acreditando. Câncer? Não eu. Eu sou saudável; eu me alimento bem, faço exercícios e me mantenho em forma, e me dedico a práticas espirituais diárias. Os outros têm câncer, não eu. De repente, as minhas ideias a respeito da minha própria identidade e do meu senso de controle sobre a vida estavam abaladas. Isso não era justo!

Logo descobri que o câncer havia se espalhado, tanto pelo meu sistema linfático como pelo baço e pela medula óssea. O prognóstico não era bom, e as possibilidades de eu morrer eram muito reais. A minha experiência das semanas seguintes foi surreal. Eu estava separada do meu corpo e do mundo "normal" à minha volta, oscilando entre sensações de entorpecimento e de alheamento de qualquer emoção e sensações de insegurança e choro. Como eu poderia dizer a alguém ao meu redor, especialmente à minha família, o que estava acontecendo? O que me preocupava era que eu teria de dar atenção não só ao meu sofrimento e medo, mas também à ansiedade dos que estavam à minha volta.

Ao mesmo tempo, como estudante da Ciência Religiosa, eu havia aprendido a ver toda doença como um chamado ao despertar, a lembrar a nossa plenitude e perfeição inerentes e a abandonar falsas crenças na separação do bem. Eu estava iniciando o segundo ano de um programa de treinamento intensivo de dois anos na minha igreja para tornar-me ministra habilitada. Eu podia ver que essa era uma oportunidade de levar para o mais íntimo do meu ser o que até então haviam sido apenas conceitos abstratos. O meu modo de encarar o câncer passou do medo e da resistência para a esperança, a confiança e a expectativa de um resultado positivo.

Levei essa mesma visão para a sala de aula, dizendo aos colegas, pouco depois de começar a quimioterapia, que "eu não trocaria essa experiência por nada. Ela me projetou num novo nível de experiência da vida. Eu me sinto bem viva e presente. Vejo muitas dádivas que não teriam acontecido sem o câncer. Acredito que em tudo isso está a mão divina, que estou nessa experiência para aprender".

Hoje sinto com a mesma intensidade que o câncer foi um presente na minha vida. Deepak Chopra, médico e professor de meditação e de mudanças terapêuticas do estilo de vida, definiu saúde como "o estado de perfeito bem-estar físico, mental, social e espiritual", em que bem-estar espiritual é "um estado em que a pessoa sente a cada momento alegria e entusiasmo pela vida, uma sensação de plenitude e uma percepção de harmonia com o universo ao seu redor". Estou sentindo esse bem-estar de uma maneira que eu não sabia ser possível antes de ter câncer.

Sintetizei oito práticas que me ajudaram a inserir-me nessa experiência maravilhosamente expandida da vida, esperando que possam ser úteis para outras pessoas:

1. *Pedir ajuda*. Uma amiga me preveniu, "Lynne, não enfrente o câncer como eu". Ela falou sobre o câncer a poucas pessoas, foi sozinha a todas as sessões de quimioterapia e radioterapia, e só contava com o marido para tudo o que ela mesma não conseguia fazer. Ambos ficaram esgotados e emocionalmente debilitados com a experiência.

    Eu sempre fora o tipo forte, proativo, e me sentia desconfortável em receber ajuda, quanto mais pedi-la. Mas levei o conselho a sério. O meu marido me acompanhou a todas as consultas médicas. Eu levei amigos e familiares comigo para as sessões de quatro horas e meia de quimioterapia. Concebi formas de como as pessoas poderiam me ajudar — uma amiga me ajudava na limpeza da casa, enquanto os familiares me compravam chapéus e as amigas tricotavam comigo.

Também prestei atenção às muitas formas como as pessoas demonstravam sua dedicação. Nesse processo de pedir e receber ajuda, tomei consciência do profundo vínculo que nos une. Eu não só recebi ajuda, mas também descobri que é uma dádiva para os outros receber com gratidão.

2. *Tomar a decisão de estar presente no momento.* Quando os médicos me disseram que esse câncer é resistente ao tratamento e recorrente, de súbito a minha vida se tornou muito preciosa. A prática da atenção plena a cada momento assumiu um significado maior. Percebi realmente o que significava ser uma testemunha imparcial da minha experiência. Julgar as coisas como boas ou ruins só me colocaria numa montanha-russa de emoções que em nada ajudaria o meu processo de cura. Praticando a atenção plena antes, durante e depois dos procedimentos, a dor das minhas biópsias de medula mantinha-se dentro de uma breve janela do tempo. Atenção plena também significa aceitar a incerteza a cada momento. Eu percebi que tudo, não apenas as minhas condições de saúde, oferecia muitas possibilidades a cada momento.

3. *Assumir uma atitude de gratidão.* Conservo na memória algumas pessoas com quem passei horas no centro de tratamento. Lembro-me de uma mulher com seus 80 anos. Além de ter câncer no útero, ela havia perdido o marido recentemente e estava se adaptando a uma mudança. No entanto, falando com ela, ela parecia muito animada e positiva; eu sempre queria ficar perto dela. Ela não estava esperando que as coisas melhorassem para viver sua vida.

Eu sempre fui uma pessoa otimista. Acredito que a atitude de ver o copo meio cheio em vez de meio vazio foi um aspecto essencial da minha cura e da cura daquelas pessoas que tanto admirei no centro de tratamento. Acredito que sempre podemos encontrar coisas pelas quais podemos ser gratos, e o nosso corpo responde a essa perspectiva positiva. Eu era agradecida por estar viva, por passar o tempo com meus familiares e amigos, por fazer alguns exercícios e por poder dormir quando o sono chegava.

Lembro-me de chorar muitas vezes movida pelo profundo amor que eu sentia. Eu me preocupava menos com o que as pessoas pensavam de mim; em vez disso, demonstrava o quanto eu as amava.

4. *Apegar-se aos sonhos*. Sou muito grata por ter lido *Cancer as a Turning Point*, de Larry LeShan, no início da minha experiência com o câncer. Eu lembrava constantemente que se 50% dos pacientes de Larry que não tinham esperança de sobreviver passavam por um longo período de remissão, eu certamente poderia recuperar a saúde. Bastava eu manter os meus sonhos vivos com paixão e zelo.

Outra pessoa que me ajudou a me manter focada em minhas intenções foi Terry McBride. Terry escreveu um livro intitulado *The Hell I Can't* depois de suportar um pesadelo infernal com *E. coli* durante onze anos. O que aprendi de Terry é que existem pessoas solícitas à nossa volta prontas para nos convencer das nossas limitações. Depois de algum tempo, a dúvida se instala; talvez Deus tenha um plano maior para mim, talvez eu não deva obter a cura do corpo, talvez eu precise prolongar ainda mais o tratamento. Depois de falar com Terry, criei uma nova intenção. Eu reservava um tempo todos os dias para concentrar-me nessa intenção, na verdade para criar na minha mente a condição de estar livre do câncer, de me sentir viva, de bem-estar, alegria e despreocupação. Sempre que surgiam pensamentos sombrios, eu me lembrava desses dois homens e redirecionava a atenção para a minha intenção.

Isso me ajudou muito em junho de 2003, quando fiz uma consulta com um especialista em linfoma, muito respeitado. Ele não titubeou diante do meu prognóstico desfavorável. Eu dizia a mim mesma que não confiava no modelo médico para curar-me e que não era uma estatística. Enquanto ele falava, eu repetia em minha mente: "Esse não é o meu caso, esse não é o meu caso".

5. *Confiar em um universo que trabalha para o meu bem*. Acredito que não vivemos num universo aleatório. Como seres espirituais com uma experiência humana, temos na Terra o propósito de despertar para a perfeição que já somos. Tudo o que encontramos em nossa vida é intencional e é nossa passagem peculiar para a experiência da nossa plenitude inerente. Somos como joias preciosas que foram tão

maculadas com impurezas e sujeira que nos consideramos inferiores ou necessitados. Eu via o câncer como um solvente para limpeza pesada que podia me ajudar a entrar em contato com a minha natureza verdadeira, reluzente.

Eu escolhi depender da minha experiência do mesmo modo que dependeria da água para flutuar se sofresse uma queda. Eu prestava atenção a tudo aquilo a que me percebia resistir. Por exemplo, um dia, durante uma aplicação de quimioterapia, uma mulher ao meu lado lamentava-se dizendo que não suportava mais tanto sofrimento e queria morrer. Eu me observei afastando-me dela, estimulada pelo desejo de bloquear a negatividade. Só mais tarde percebi como ela despertou os meus próprios medos. Com essa percepção, pude aceitar as partes em mim que não queriam essa experiência e envolver a mim e a elas em compaixão.

6. *Tratar a mim mesma como o ser amado que sou*. Eu tinha consciência da minha dedicação compulsiva a tudo o que eu fazia, como uma tentativa de provar a mim mesma e aos outros que eu estava bem. Entretanto, isso não me impedia de me conduzir a mim mesma, julgando meu desempenho a cada passo. Eu gostaria de poder dizer que o chamado do câncer para despertar me curou imediatamente desse comportamento, mas isso não ocorreu. Agora eu tenho a oportunidade de avaliar o modo como julguei o câncer.

Com alguns meses de tratamento, descrevi no meu diário a experiência da corrida que fiz com minha irmã. Eu me sentia cansada e com náuseas. Compreendi que eu ainda conservava a imagem de que devia enfrentar o tratamento com todas as minhas forças. Resistindo à experiência de exaustão, de desconforto, eu estava na verdade criando mais sofrimento.

A mudança foi gradual e difícil de perceber. No entanto, hoje sou mais branda comigo mesma e menos preocupada em agradar outras pessoas. Digo não com mais frequência às atividades que ocupam o meu dia, mas não alimentam a minha alma. Aquela voz julgadora na minha cabeça está menos ativa, e lembro constantemente que eu não sou ela.

7. *Contato com a minha fonte interior de intuição.* Um tratamento de câncer pode ser uma experiência extraordinária de tomada de decisão. Fui adepta de métodos alternativos de saúde durante anos. Minha orientadora naturopata achava que poderíamos ter sucesso no tratamento do linfoma sem recorrer à quimioterapia. Entretanto, conversas com meu oncologista não corroboraram esse otimismo. Sou grata por ter meditado durante anos e por consultá-la frequentemente em busca de aconselhamento. Minha orientação interior me levou a seguir as recomendações do meu oncologista: aplicações de quimioterapia CHOP em combinação com o tratamento com o anticorpo monoclonal Rituxan a cada três semanas. Durante esse tempo, também recorri a terapias complementares, como trabalho com energia, trabalho corporal, orientação espiritual e mudanças e suplementos alimentares para favorecer a cura. Depois da sexta sessão de quimioterapia, o oncologista recomendou mais duas sessões e coleta de células-tronco. Minha intuição orientou-me a parar. Continuei com duas sessões de Rituxan ao longo do ano seguinte. Sou muito agradecida por ter podido contar com a orientação de uma fonte superior de sabedoria durante todo o tratamento.

8. *Passar adiante.* Eu acredito que estamos todos interligados. Parte da nossa jornada de cura consiste em ir ao encontro do outro à nossa maneira peculiar para tornar este mundo um lugar melhor para outros. Usei a minha experiência com o câncer para desenvolver um curso de oito semanas, denominado A Revelação da Plenitude por meio do Desafio Físico. Além de ministrar esse curso, coordeno alguns grupos de apoio e faço aconselhamento individual. Esse trabalho preenche a minha alma e mantém as lições renovadas em minha vida enquanto apoio outras pessoas em sua jornada de cura.

Quando completei 50 anos em 2002, eu considerava a minha vida boa. Eu não imaginava a plenitude, a alegria, o convívio amoroso com as pessoas e o sentido de propósito que o câncer, dentre todas as coisas, introduziria na minha vida mais adiante naquele ano. Três anos e meio haviam decorrido antes de uma nova recorrência — muito mais tempo do que os médicos esperavam. Acredito que essas oito práticas fizeram uma diferença. Uma nova droga, Velcade, favoreceu a remissão. A minha vida é muito mais promissora agora do que era quando me encontrava no corredor daquela loja aquele dia. Do mesmo modo que o meu filho venceu a etapa dos projetos de ciências do ensino médio e ingressou num mundo universitário de maior liberdade e possibilidades, eu também passei a fazer parte de um mundo muito mais rico.

REFLEXÃO DE BERNIE

Muitas consequências advêm da aceitação da sua mortalidade; nem todas são ruins.

Lynne Zeller disse tudo. Para revelar a sabedoria que ela expressa nesse relato, a maioria das pessoas precisaria escrever um livro. Ela não alcançou essa sabedoria com facilidade, porém, mas sim enfrentando uma grande adversidade. Lynne não parece uma sobrevivente no início da sua jornada. Ela começa descrevendo como perdeu o senso de controle e como não comunicou o fato aos familiares para evitar-lhes aborrecimentos e para não precisar lidar com os sentimentos deles. Isso está longe de ser um comportamento de sobrevivência. Se você enfrenta uma doença grave e se preocupa com o que não pode controlar e com o detalhe de não aborrecer a sua família, você tem um grande problema.

Mas com o prosseguimento da história, Lynne passou por uma transformação ou renascimento. Lembre-se, ninguém pode mudar você. Você precisa estar disposto a aprender a mudar, a tornar-se responsável e a participar da sua mudança. A Ciência Religiosa é uma excelente professora, e eu sempre admirei o trabalho do seu fundador, Ernest Holmes. Lynne combinou todos os seus recursos para curar, e com isso deu uma guinada espantosa. Ela deixou de ser uma vítima que não estava no controle. Ela compreendeu que podia controlar os seus pensamentos e ações, e isso fez toda a diferença no seu modo de encarar a doença.

Em decorrência do que o câncer lhe ensinou a respeito da vida, Lynne passou a vê-lo como um presente. Tenho certeza de que ela gostaria de ficar totalmente curada desse presente, mas não desistiria das lições que ele lhe ministrava. De certo modo, discordo do comentário de Deepak Chopra sobre a relação da saúde com a perfeição. Vejo muitas pessoas com boa saúde e que, no entanto, têm doenças incuráveis. Elas ainda estão muito vivas e veem a vida como um presente. Acredito que Helen Keller foi uma das pessoas mais saudáveis que já existiram, mas seu corpo não era perfeito. Eu poderia citar muitos outros exemplos, pessoas como Max Cleland, que perdeu as pernas e um braço com a explosão de uma granada de mão, e ainda assim serviu no Senado americano e é um homem curado. O título de sua autobiografia é *Strong at the Broken Places*. Saúde é uma questão de atitude e é o estado de espírito, mais do que a saúde, que tem relação com o corpo.

A lista de Lynne oferece recursos concretos para estimular um comportamento de sobrevivência e para aprimorar características de personalidade com capacidade imunológica. Acredito que os pacientes se beneficiariam muito se os médicos negociassem com eles uma lista como essa. Lynne fala em pedir ajuda a outras pessoas, uma atitude corroborada por estudos que mostram que há menos sofrimento quando a pessoa é acompanhada ao hospital por alguém que ela ama, quer no caso de uma criança a ser vacinada ou de um adulto recebendo quimioterapia. Viver no momento é outro aspecto importante da nova consciência de Lynne. Quando vivemos no momento, estamos realmente criando o futuro de uma maneira muito mais positiva do que o criaríamos preocupando-nos com ele.

Ser agradecido também é muito importante. Muitas pessoas sofrem imaginando o que outros pensam delas. No caso de Lynne, a doença lhe deu a coragem para parar de se preocupar com o que outras pessoas pensavam dela.

Lynne praticava meditação para entrar em contato com sua intuição e usá-la para orientar-se e direcionar-se. Outro método que descobri é prestar atenção aos sonhos e desenhos. A sua sabedoria interior — chame-a intuição, se desejar — e o seu corpo podem falar-lhe de muitas maneiras. Pouco se ensina sobre isso nos cursos de medicina. Lynne fala do seu desejo e da diferença que ele fez na sua vida. Além disso, os médicos pouco enfatizam a importância da atitude e da intenção no processo de cura.

Lembro-me do meu amigo Larry LeShan, citado por Lynne, escrevendo sobre o líder de um bando que sofria de um câncer severo. A doença e a impossibilidade de integrar-se num bando fizeram-no perder todo interesse pela vida. Larry conseguiu-lhe um emprego no corpo de bombeiros que lhe proporcionava o mesmo ambiente de companheirismo e risco que encontrava no seu bando. O câncer entrou em remissão e ele se recuperou. Ele telefonou para Larry anos mais tarde, preocupado porque a gerência queria promovê-lo para uma função burocrática e ele temia que o câncer pudesse reaparecer nesse novo ambiente. Sempre precisamos estar atentos ao que também alimenta a nossa alma.

Existe inteligência e comportamento de sobrevivência na natureza, mas temos vidas muito mais complicadas que exigem trabalho para chegar ao estado de espírito e à cura de que somos naturalmente capazes. A maioria dos chamados milagres não é resultado acidental. Eles começam a acontecer quando procedemos como Lynne. Ela começou a dizer não! Essa é a coisa mais importante que você pode fazer com o tempo da sua vida. Use-o como você decidir e não do modo imposto pelas exigências dos outros.

Para terminar, desejo dizer que na hipótese de você não morrer da doença que o afeta no período de tempo que lhe foi originalmente atribuído no seu prognóstico, procure perceber, como Lynne percebeu, que outros tratamentos estão à sua disposição. Assim, tecnologia e ciência também devem ser reconhecidas por seus presentes.

Como Lynne, lembre-se de sempre recomeçar. Não há fim para o número de transformações, renascimentos e curas que podem ocorrer ao longo da sua existência.

Bebê Jamie: História de uma Sobrevivente

Elaine Ambrose

Meu cunhado, Jim Romano, voltava para casa com o simples objetivo de pegar os filhos na escola. Mas sua mente girava, impedindo-o de se concentrar, embora ele soubesse o que precisava fazer naquele momento. Lágrimas vertiam quando ele se agarrou à direção do carro e soltou um grito que nascia no fundo da alma. Por fim, não conseguindo prosseguir, parou no acostamento e irrompeu em soluços incontroláveis. Ele e sua mulher haviam acabado de saber que sua filha de treze meses estava com leucemia.

Começou assim um calvário de dois anos em que a vida passaria por mudanças radicais e jamais voltaria a ser a mesma para a família Romano. Jim assumiria a responsabilidade de cuidar de Andrew, então com 5 anos, e de Michelle, com 4, ao mesmo tempo em que continuaria a trabalhar como corretor de imóveis na região de Denver, Colorado. Sua esposa, Andrea, dedicar-se-ia à bebê Jamie e passaria a maior parte do tempo no Hospital Infantil de Denver. De fato, a leucemia de Jamie se tornaria o catalisador que aproximaria uma família extensa e também estimularia um grupo de voluntários a estabelecer um programa anual bem-sucedido de levantamento de fundos que continua a beneficiar centenas de crianças com doenças graves.

Como de costume, as Montanhas Rochosas brilhavam durante o outono de 2000. Meu marido, Michael, e eu estávamos com seu irmão Jim e sua família na cabana de sua propriedade no sul do Colorado. Nós andávamos pelas matas com seus três filhos, jogávamos alguns jogos na grande mesa de madeira e preparávamos refeições fartas. Eu, especialmente, gostava de segurar a pequena Jamie de treze meses. Ela tinha grandes olhos azuis e uma disposição amável. Todos nós comentávamos como ela era um bebê alegre e como gostava de ficar no colo. Meu marido observou que a pigmentação exótica da pele lhe dava uma aparência mediterrânea, uma verdadeira italiana descendente da família Romano. Andrea, nossa cunhada, comentou que levaria Jamie para um exame médico na semana seguinte.

Não podíamos sequer imaginar que o dócil bebê estava, de fato, morrendo. Recebemos a desoladora notícia na semana seguinte à que Jamie fora diagnosticada com leucemia. A essa altura, já havíamos voltado para casa em Idaho e nos sentíamos impotentes e ansiosos. Jamie receberia tratamento de quimioterapia imediatamente, e pela primeira vez choramos e rezamos juntos.

A quimioterapia é brutal, especialmente para bebês. Seu macio cabelo caiu, ela sofria de infecções e suas finas veias eram picadas todos os dias com agulhas. Por causa da idade, ela não falava, e assim não conseguia comunicar suas necessidades ou dores. Às vezes, os médicos mostravam-se confusos com relação ao diagnóstico exato. Então concluíram que Jamie tinha um distúrbio sanguíneo raro que complicava o tratamento. Por isso ela foi submetida durante vários dias a tratamentos de radiação para o corpo todo.

Enquanto Andrea ficava no hospital com Jamie, Jim trabalhava e cuidava dos outros dois filhos. Ele criou um *site* para que familiares e amigos se mantivessem informados sobre o prognóstico. Colegas de trabalho de Jim e da sua igreja dispuseram-se a preparar refeições, cuidar das crianças e oferecer ajuda. Os quatro irmãos de Jim moravam longe, desde o Alasca até Arkansas, mas se puseram à disposição para o que fosse necessário. A irmã de Jim pediu dispensa do trabalho e veio do Alasca para ajudar no cuidado dos filhos e organizar a casa. Quando os tratamentos de Jamie se tornaram mais intensos, a irmã de Jim no Arkansas ofereceu-se para receber Andrew e Michelle em sua casa. Jim deixou a esposa e o bebê no hospital, levou os outros dois filhos para o Arkansas e voltou para o trabalho. Ele ia para o hospital todas as noites depois do trabalho e daí passava as noites em casa sozinho, organizando papéis do seguro e atualizando o *website*.

Passados alguns meses, a família estava reunida em casa. Andrea participou de um treinamento especial para cuidar de Jamie, quando aprendeu inclusive a aplicar injeções numa cânula presa ao peito do bebê. As outras duas crianças aceitaram a nova realidade. A casa precisava ser limpa profissionalmente e mantida em quarentena. Os amiguinhos não podiam visitá-las para brincar. Jamie precisava usar uma máscara e todos deviam ter muito cuidado para não revolver a bandagem que lhe cobria o peito. O que chama atenção é que Jamie raramente chorava, ficando pacientemente sentada enquanto a mãe lhe aplicava as injeções e lhe dava os remédios. Ela parecia saber o que precisava fazer para viver.

Meu marido e eu visitamos a família diversas vezes durante o período de tratamento. Michael adora cozinhar, e assim preparou várias refeições italianas típicas para a família. Eu era sua auxiliar, e juntos elaboramos inúmeras receitas que podiam ficar congeladas por algum tempo. Eu gostava de brincar com as duas crianças mais velhas enquanto Andrea cuidava de Jamie. Muitas vezes depois do jantar, Michael e seu irmão Jim sentavam-se no jardim para saborear um copo de vinho. Todos nós percebemos que o trauma da doença de Jamie estava aproximando a família como nunca acontecera antes.

Jamie continuou a ter problemas com a recuperação. Num momento, o médico comunicou a Jim e Andrea a necessidade de uma transfusão de medula. Eles fizeram os exames necessários, mas não eram compatíveis. Então Jim sentou-se com as outras duas crianças e explicou como elas poderiam ajudar a salvar a irmãzinha. O menino e a menina se dispuseram voluntariamente a fazer os exames e, como soldados corajosos, foram para o hospital para a coleta de sangue. Infelizmente, o sangue deles também não era compatível. Recomeçou o calvário de novas idas ao hospital, mais procedimentos e diferentes remédios. Um medicamento provocou o crescimento de pelo nas costas de Jamie. Em tom de brincadeira, Jim disse que aceitaria bem uma filha peluda, desde que ela continuasse viva.

Finalmente foi marcada a data para o transplante de medula. O procedimento consistia em retirar células-tronco do cordão umbilical de um recém-nascido saudável. As células-tronco foram injetadas em Jamie, realizando-se uma transfusão de medula completa. Jim e Andrea levaram Andrew e Michelle para o hospital para ver sua pequena irmã. Na Ala de Oncologia e de Transplante de Medula Óssea do Hospital Infantil, ela estava presa a tubos e máquinas, mas eles podiam usar máscaras, tocá-la e ler histórias para ela.

Depois de um ano de tratamentos e internações hospitalares, Jamie finalmente voltou para casa por um longo período. Os pais de Jim e de Andrea moravam na região de Denver e estavam ansiosos por ajudar como pudessem. Jamie começou a melhorar, com Andrea sempre cuidando dela. Ela aprendeu a engatinhar e começou a dizer algumas palavras. Seu desenvolvimento físico e mental demorou um pouco mais por causa da quimioterapia e da radiação, mas ela passou a recuperar o tempo perdido. Andrea lembrava com alegria a primeira vez que levou Jamie para fora de casa sem a máscara. Todos se reuniram na varanda e comeram melancia. Jamie era de fato o seu bebê milagroso.

Para celebrar a vida de sua pequena e ajudar outras famílias necessitadas, a família Romano se sentiu na obrigação de organizar um evento para arrecadar fundos. Iniciar um programa beneficente é uma tarefa assustadora, por isso Jim reuniu um grupo de colegas leais e amigos comprometidos para analisar a possibilidade de criar uma Fundação. Eles pesquisaram na Internet a melhor maneira de elaborar um programa, obtiveram orientações de advogados públicos e entraram em contato com outras fundações e instituições beneficentes na área de Denver. Eles estudaram materiais locais, regionais e nacionais de organizações sem fins lucrativos e analisaram a legislação e os procedimentos relacionados com doações. Por fim, reuniram-se com promotores de eventos para aprender a definir o melhor lugar para o lançamento do seu programa. No decorrer de todo esse complicado processo, o grupo inicial encontrou estímulo e inspiração ao concentrar-se em seus objetivos bem-intencionados.

Em 2001, Jim e seus companheiros criaram a Prestige Miracles Foundation. Eles inscreveram voluntários para organizar um evento envolvendo caminhadas e corridas chamado *Miles for Miracles* como forma de arrecadar fundos destinados a outras crianças e famílias na área metropolitana de Denver. O primeiro evento reuniu algumas centenas de pessoas e levantou em torno de 10 mil dólares para o Hospital Infantil. Atualmente a missão da Fundação está ampliada e inclui diferentes eventos e outras categorias de beneficiários. O objetivo da Fundação é melhorar a vida de crianças portadoras de doenças graves, de crianças que sofrem de enfermidades permanentes e das que foram envolvidas em acidentes trágicos. Ao longo dos anos, a Fundação arrecadou e doou quase um milhão de dólares para entidades beneficentes.

A Fundação patrocina três principais eventos. *Miles for Miracles* é uma corrida de 5 km; os participantes podem inscrever-se pela Internet ou com os patrocinadores. O dia termina com premiações, vários sorteios e diversões. Os prêmios são distribuídos de acordo com grupos etários, desde menos de 12 anos até mais de 70. A música DJ é programada por Robert Romano, irmão de Jim. Num dos eventos, fiquei cuidando de Jamie, e assim seus pais e irmãos puderam participar da corrida. Toda família cruzou a linha de chegada com alegria e sentimentos de conquista e gratidão. A renda do evento é doada ao Hospital Infantil e a outras crianças necessitadas.

O segundo evento, *Birdies for Blessings*, é um torneio de golfe patrocinado por várias empresas bem conhecidas de Denver. Seu objetivo é arrecadar dinheiro por meio de taxas de inscrição, jantar e um leilão realizado em silêncio. Jim participa com seu filho Andrew, e outros membros da família participam de acordo com a necessidade. Michael e eu também participamos e damos patrocínio por meio da nossa empresa de publicidade. Michael torce para que eu participe da sua equipe porque as vantagens que me são concedidas nos ajudam a vencer. Surpreende-me o fato de que a minha incompetência efetivamente acaba sendo um recurso!

Cheers for Charities é o terceiro evento, e é muito popular para aqueles que preferem bebericar vinho a correr ou jogar golfe. O sarau de degustação levanta fundos para oferecer ajuda financeira modesta a crianças necessitadas e suas famílias. As doações são limitadas a 2 mil dólares e são usadas para dar assistência de curto prazo que possibilite à família permanecer em casa ou pagar equipamentos ou tecnologias especiais. Os beneficiários recebem presentes, como seringas para uma menina com diabetes e presentes de Natal para os sete filhos de uma mulher com a doença de Lou Gehrig. Algumas doações são feitas para promover pesquisas em nome de uma criança que morreu de câncer.

Cada aniversário é outro milagre para Jamie Romano. Devido aos intensos tratamentos de radiação em idade tão prematura, ela é pequena para sua idade. Os procedimentos afetaram a qualidade dos seus dentes e órgãos, e ela dependerá de remédios por toda a vida. Mas tudo isso não a impede de ser uma menina bonita, ativa e inteligente. Ela acompanha seu irmão e irmã mais velhos e é uma adversária temível no seu time de futebol. Ela é cheia de ideias divertidas e também cheia de vida.

Muitos anos atrás, eu considerava Jamie como um bebê doente, apático. Hoje ela toca o meu coração com um vínculo especial que transmite uma mensagem profunda de força e sobrevivência. Às vezes ela fica com o olhar perdido e parece comunicar-se com poderes espirituais. Continuamos admirados com sua capacidade de aproximar a nossa família desde as profundezas do desespero. Com fé, esperança, modernas tecnologias da medicina e uma Fundação voltada à beneficência, Jamie continua a espalhar alegria em sua família e em toda a sua comunidade.

REFLEXÃO DE BERNIE

A vida é uma maratona pessoal; o objetivo
é você terminar a sua.

Como estudante de medicina e cirurgião pediátrico, eu me perguntava por que Deus criaria um mundo em que crianças inocentes sofriam de câncer e de outros problemas. Esse tema não fazia parte do currículo do curso. Precisei de muito tempo, e de algumas conversas com Deus, para compreender que um mundo perfeito não é criação; é truque de mágica. O que dá sentido a este mundo é que as pessoas têm escolhas, e quando o amor é demonstrado, ele significa alguma coisa. Por isso, estamos todos aqui para viver e aprender. Não existem erros, apenas lições a ser aprendidas. Creio que o que os pais de Jamie fizeram foi aprender com o seu sofrimento e criar um mundo melhor por meio do seu amor e compaixão.

A vida muda incessantemente. A vida gira em torno de começos, do mesmo modo que a cerimônia de formatura que celebra o fim da sua escolaridade é chamada de início e não de término. Começar a levantar fundos e beneficiar outras pessoas: é disso que enfim se trata. Um novo começo e uma nova vida emanam da compaixão. Um jovem que conheci bem, chamado Toni Fenton, ao morrer devido a fibrose cística, perguntou-me: "Por que eu sou diferente?" Ele queria saber por que estava morrendo quando outros adolescentes estavam jogando basquete na rua. Respondi de algum lugar profundo dentro de mim, "Toni, porque isso o torna belo". Eu estava prestes a desculpar-me quando ele me olhou com um belo sorriso e compreendeu. Em seu nome, milhares de dólares foram arrecadados para ajudar outras crianças com a mesma doença. Ele tocou todos que o conheceram e é imortal por meio do seu amor.

Quando é motivado por sua aflição, você pode criar mudança no mundo participando de iniciativas como trabalho voluntário, entidades beneficentes, grupos de apoio, e muitas outras. O sofrimento de ser médico mudou a minha vida e me levou a querer ajudar as pessoas a viver e não a apenas tratar suas doenças. Uma amiga minha, Roxanne, tem lúpus. Ela começou a *Friends Health Connection* para reunir pessoas que se apoiassem mutuamente. Perguntei-lhe certa vez como ela conseguia que tantas pessoas importantes se dispusessem a fazer palestras em sua organização em Nova Jersey, inclusive Deepak Chopra, Andy Weil e Rabbi Kushner. Sua resposta: "Eu os levo à loucura". Suas feridas a motivam e também a tornam muito especial.

Anos atrás, o meu telefone tocou e quando atendi, um homem disse: "Meu filho tem leucemia e eu quero que você se junte a nós e participe da maratona de Nova York para arrecadar fundos para pesquisas sobre linfoma e leucemia". A minha reação foi pensar que era preciso ser doido para participar desse evento, mas respondi afirmativamente, pois ele não aceitaria um não como resposta. Isso foi em 1988, e a organização que ele iniciou não parou de crescer desde aquele primeiro evento. E, sim, corri diversas maratonas e creio que a vida de cada um é uma maratona e o objetivo é que você termine a sua. Nunca vou me esquecer de uma mulher que, na calçada em Manhattan, enquanto passávamos, gritou: "Vocês são todos vencedores".

Por certo, Jamie teve menos problemas com sua doença — e tem menos problemas mesmo agora com suas limitações — do que tiveram seus pais. Crianças e animais são excelentes professores que vivem no momento e podem aceitar o próprio corpo e seus problemas e ainda continuar amando. Pessoas como Jamie e sua família não são inválidas, elas são valiosas.

Aprendendo a Soltar

Cindy Hurn

O meu primeiro contato com o câncer aconteceu inesperadamente quando eu tinha 8 anos de idade. A nossa mãe foi internada para fazer uma cirurgia, e vizinhos generosos convidaram minha irmã mais velha e a mim para jantar na casa deles. Sentada à mesa, eu saboreava uma deliciosa refeição. Enquanto mastigava, entreouvi Florence na cozinha sussurrar para o marido: "O que essas meninas vão fazer se a mãe delas morrer?" De repente, a garfada avolumou-se, enchendo a minha boca, garganta, cabeça, orelhas, olhos... Eu não conseguia engolir. Eu não conseguia ver. Eu não conseguia ouvir. Eu não conseguia respirar. Tentei desesperadamente esconder o meu pânico, aparentando calma para que ninguém descobrisse que eu havia entreouvido a conversa sussurrada e particular. Eu estava amedrontada — não, aterrorizada — por saber algo que não devia. Os adultos tinham regras muito estranhas, e devido à minha curiosidade inocente, eu muitas vezes descobria que as havia quebrado.

A lembrança daquele dia ficou vividamente marcada na massa do meu cérebro infantil. Foi um momento de medo paralisante — a ameaça da morte da minha mãe, a minha incapacidade de respirar e a percepção súbita de que eu também poderia morrer. Hoje compreendo que se apenas tivesse aberto a boca e cuspido a comida, eu poderia ter gritado e encontrado palavras de conforto — mas crianças não sabem essas coisas, por isso contive as lágrimas e escondi meus medos nas profundezas das minhas entranhas.

O nosso pai finalmente nos deu a notícia — a nossa mãe estava com câncer terminal e, segundo os médicos, teria seis meses de vida. Mamãe queria ficar em casa, não no hospital. Papai perguntou se nós duas, apenas com 9 e 10 anos, estaríamos preparadas para cuidar da nossa mãe até que ela morresse. Nós podíamos, e o faríamos.

Em busca de outras alternativas, meu pai procurou um oncologista no Hospital Yale-New Haven. Este não só concordou em ver mamãe, mas ainda, depois de ler as anotações dela e terminar de examiná-la, disse: "Não sei dizer quanto tempo você irá viver, do mesmo modo que não posso prever qual será a duração da minha vida, mas posso lhe dizer isto: Em seis meses a partir deste momento, você não estará morta. Em seis meses você estará novamente dançando".

Como eu gostaria de reencontrar esse médico hoje e agradecer-lhe o incentivo e a dedicação que ele e sua equipe devotaram à minha família. O médico cumpriu sua promessa. Seis meses depois, papai trouxe mamãe para a cidade de Nova York — e eles dançaram ao som de sua banda favorita. Lembro que fiquei arrepiada de alegria quando mamãe desfilou na nossa frente em seu vestido e sapatos novos, minutos antes de eles saírem para dançar. Ela estava tão feliz, tão cheia de vida! Aquela noite representou o mundo para meus pais. Foi a última vez que dançaram. Dias depois, o osso fêmur de mamãe quebrou e a rotina de cirurgias, tratamentos hospitalares e recuperações voltou à nossa vida.

Minha mãe viveu mais três anos. Alguns dias eram bons. Vivíamos a vida o mais normalmente possível, e durante aquele período vivíamos intensamente os momentos que mamãe podia estar conosco. Na apresentação de talentos na minha escola, eu toquei violão e cantei, e mamãe, sentada na sua cadeira de rodas na primeira fileira, deixou que lágrimas de orgulho molhassem seu rosto. Fazíamos visitas de verão a Cape Cod, onde nadávamos na baía, gritando: "Veja como eu nado, mamãe — veja!" Ela olhava e sorria, e dizia que estava muito orgulhosa de suas garotas.

Temos hoje muitas lembranças de mamãe por causa do médico inspirado que desafiou a morte anunciada de nossa mãe. Ele lhe prescreveu novos tratamentos e remédios, mas mais importante do que isso, ministrou-lhe fortes doses de confiança e esperança. Ele a estimulou e lhe deu permissão de viver o máximo que pudesse por suas filhas. Penso nele como um anjo muito especial em minha vida.

Os tempos difíceis ensinaram muitas coisas a mim e à minha irmã. Aprendemos sobre determinação, fé, persistência e amor. Minha irmã decidiu enveredar pelo campo da enfermagem, e no decorrer dos anos salvou muitas vidas e ajudou milhares de pacientes e famílias a lidar com a doença e com o processo de cura. Eu arrecadava fundos todos os anos para pesquisas sobre o câncer, e na meia-idade passei a fazer parte como voluntária de uma pesquisa internacional sobre câncer de mama. A decisão de participar dessa pesquisa como sujeito saudável foi fácil, e o envolvimento foi um fator de fortalecimento para mim.

Desde as minhas lembranças mais antigas, o câncer era um monstro faminto que devorava as pessoas que eu amava. Minha mãe foi apenas um dos muitos membros da família que sucumbiram a essa terrível doença. De um modo estranho e doentio, era como se eu tivesse de contrair a doença para enfrentar a fera e derrotá-la. Participando de um estudo internacional, uma pesquisa que avançava a passos largos na direção da detecção e prevenção do câncer de mama, eu não precisava mais transformar o meu corpo num campo de batalha. Daí em diante, decidi que a minha história não seria de "sitiada pelo Câncer", e até hoje tenho a felicidade de estar livre do câncer.

No decorrer dos anos, encontrei muitas mulheres que tiveram a doença. O que sempre me impressionou foi que aquelas que se sentiam amadas e valorizadas, e que tinham um propósito claro e bem definido na vida, eram as que sobreviviam ou então que morriam mais serenamente. Com tratamentos e procedimentos baseados em novos medicamentos, pessoas em número cada vez maior vivem para dizer que a experiência do câncer mudou suas vidas para melhor. A palavra "câncer" causava calafrios e olhares de horror nas pessoas. Mas com o passar dos anos e com a ciência médica aprofundando seus conhecimentos, o termo perdeu grande parte do seu poder assustador. Sempre que vejo o monstro recuar, a criança órfã em mim alegra-se e expõe um sorriso de desdém e malícia.

Há seis anos, reencontrei inesperadamente o meu primeiro amor, Rich, o meu namorado da infância. Havíamos perdido contato logo depois que ele foi para o Vietnã, e quando ele voltou, eu havia me mudado para outro país. Trinta e quatro anos depois, voltamos a nos encontrar casualmente na Internet. Inicialmente como tentativa, trocamos histórias das nossas vidas, e em pouco tempo, e-mails diários cruzaram as centenas de quilômetros entre a Inglaterra e os Estados Unidos.

Eu havia planejado voltar para os Estados Unidos depois do casamento da minha filha e estabelecer-me no noroeste. Quando a nossa relação ciberespacial se estreitou, mencionei os planos à minha "antiga chama" e me programei para visitá-lo durante alguns dias antes de seguir para o noroeste. Ele havia passado pelas atribulações de uma separação quatro anos antes, e agora morava sozinho e trabalhava no seu escritório de contabilidade, mantendo os filhos na universidade.

Quando nos encontramos pessoalmente, percebemos que a probabilidade de nos apaixonar era muito pequena. Por meio de cartas eletrônicas e telefonemas de longa distância, reacendemos os sonhos da nossa juventude. Mas a realidade de corpos de meia-idade e de personalidades estruturadas oferecia a possibilidade de nos fazer sentir mais distanciados ou decepcionados. Resolvemos ir devagar, aproveitar bem um encontro breve. Depois de eu me estabelecer, talvez poderíamos nos encontrar de vez em quando. Com sorte, poderíamos finalmente ter uma segunda oportunidade de encontrar o amor.

Logo que cheguei na casa de Rich, pude ver que ele não era um homem saudável. Ele me contou que logo depois do fim do seu casamento, uma verruga na perna começou a inflamar. Ele recebeu o diagnóstico de melanoma e tratou-se durante alguns anos. Um *checkup* recente revelou um tumor muito profundo. Quando nos encontramos, ele estava se recuperando de uma cirurgia e do tratamento com drogas. A notícia me desnorteou. Aquele abominável câncer estava de volta à minha vida! Eu finalmente tinha uma oportunidade de abrir o meu coração e divisar um futuro cheio de amor, mas agora parecia que também Rich seria levado.

Depois de alguns dias percebi que Rich poderia precisar de ajuda em seu escritório enquanto recuperava suas forças e energia. Afinal, ele era contador e eu era escriturária. Talvez eu tivesse voltado a fazer parte da sua vida para ajudá-lo durante esse período difícil. Eu não tinha emprego a perder ou responsabilidades que seriam negligenciadas em minha ausência. Resolvi então ficar por algumas semanas e adiar os meus planos com relação ao noroeste até o Natal.

Durante os dois meses seguintes, o nosso antigo relacionamento reiniciou exatamente onde fora interrompido, embora com uma maturidade mais branda. Eu comecei a cuidar do meu amigo de tal modo que ele soube que eu precisava dele e que ele era amado. Eu lhe aplicava massagens frequentes, preparava alimentos saudáveis e oferecia refeições nutritivas. Embora se queixasse com prazer da quantidade de "coisas verdes" na sua nova dieta, ele comia os pratos que eu preparava, sabendo que continham elementos saudáveis e curativos. Pela primeira vez em anos, ele tinha alguém especial em sua vida, alguém que se dedicava ativamente a ele. Nós trabalhávamos juntos, ríamos juntos, amávamos juntos. À medida que o nosso amor aumentava e se aprofundava, a saúde e a vitalidade do meu amigo retornavam.

O Natal chegou e passou. A essa altura, achamos que estávamos destinados a ficar juntos novamente. A segunda oportunidade de um relacionamento com que nós dois sonhávamos estava se ampliando e preenchendo os nossos dias com nova esperança. Então decidi ficar.

Nem tudo eram rosas, porém. Eu tinha dificuldade em aceitar o seu método de lidar com o câncer. Ele parecia encará-lo quase com indiferença. Certa vez, durante o período de declaração do imposto de renda, ele cancelou uma consulta com o dermatologista, alegando que estava muito ocupado! Quase enlouqueci tentando convencê-lo a ir ao médico; a fazer esse teste; a provar aquele alimento; a perguntar sobre outros tratamentos, e assim por diante. Ele quase enlouqueceu suportando o meu pânico!

Eu estava emocionalmente abalada. Um dia corri até a casa de uma amiga aos prantos. Ela me fez sentar na cozinha com uma xícara de café enquanto eu desabafava sentimentos de tristeza e a frustração que sentia tentando fazer com que meu companheiro levasse sua doença a sério. Eu esperava simpatia e compreensão. Para minha surpresa, ela reagiu dizendo que a doença não era minha para eu me preocupar. Disse-me ainda que o meu comportamento era intrusivo, interesseiro e que demonstrava desrespeito pela capacidade do meu companheiro de lidar com a doença ao seu modo. "Na verdade", concluiu, "acredito que você lhe deve desculpas."

De repente percebi que ela estava certa. Voltei para casa e pedi desculpas a Rich, prometendo que não mais tentaria controlar o seu câncer e que ele mesmo teria de fazê-lo. Em vez disso, eu gostaria de cuidar dele, de amá-lo e de jogar golfe com ele! Se ele quisesse discutir o assunto comigo, eu ouviria, mas não o importunaria mais com perguntas e expectativas. E cumpri a minha promessa. Durante um longo tempo, ele não disse uma única palavra sobre a doença. Às vezes ele chegava em casa com *band-aids* ou alguns pontos. Eu dava um suspiro silencioso de alívio, sabendo que ele havia ido ao médico e recebido tratamento. Depois de dois anos mantendo a minha promessa, Rich se sentia suficientemente à vontade para levantar o assunto, falar sobre suas preocupações e pedir-me para examinar uma verruga nas costas ou na cabeça.

Hoje, quando o meu coração se contrai com medo de perdê-lo, eu discuto esses sentimentos com minhas amigas. A mudança em minha atitude e comportamento criou uma fronteira saudável de confiança e respeito mútuos com o meu amado. Adotamos o hábito de viver cada dia como ele se apresenta e de preencher esse dia com o melhor que podemos lhe oferecer. Não nos preocupamos com o amanhã; nós nos desafiamos um ao outro a acertar o buraco na primeira tacada no nosso campo de golfe preferido; fazemos as compras juntos, ouvimos discos e, como meus próprios pais fizeram no passado, dançamos à música lenta da nossa adolescência.

Em vez de angustiar-me com o que o câncer tirou da minha vida, hoje sinto alegria com o que ele introduziu nela. Compaixão. Paciência. Aprender a amar cada pessoa como um ser perfeito dentro das imperfeições da existência humana. Eu aprendi a não ter medo, a descobrir que a vida transcorre simplesmente como deve. Mostrando-me como amar melhor, o câncer preencheu a minha vida com objetivo e me estimulou suavemente a desenvolver um sentimento de gratidão pelas muitas dádivas da vida.

REFLEXÃO DE BERNIE

*Tenha por objetivo a paz; declarando guerra ao
câncer, você fortalece o inimigo.*

Cindy reconhece o que todos nós sentimos na infância: que as crianças são muitas vezes hipnotizadas por aquilo que ouvem de várias figuras de autoridade. Ela escreve "ficou vividamente marcada na massa do meu cérebro infantil". Quando o medo e a morte se fixam no cérebro de uma criança, imagine o que isso causa na vida dela. Todos nós precisamos lidar de modo terapêutico e curativo com as mensagens negativas e destrutivas que se fixam na nossa consciência.

Cindy não pediu ajuda. Isso, creio, tem relação não apenas com sua idade, mas também com os costumes e mensagens familiares. Precisamos estar à vontade para fazer barulho, gritar, irritar-nos e chamar atenção quando precisamos. Os animais não se preocupam com o que você pensa quando eles fazem barulho, se mexem e demonstram emoção para chamar sua atenção, e nós precisamos entender que esse é um comportamento de sobrevivência.

Cindy diz que escondeu os seus medos nas profundezas de suas entranhas. Quando fez isso, ela se predispôs a contrair possíveis doenças futuras. Quando concentramos energia negativa e medo em partes do nosso corpo, tornamos essas partes mais suscetíveis à doença. Algumas pessoas inclusive odeiam seu corpo e o veem como uma ameaça. Ame o seu corpo, do mesmo modo que ele ama você, e lembre-se de enviar-lhe mensagens de amor, não de medo.

Então algo bom aconteceu com Cindy: entrou em cena o Doutor Esperança. O que me decepciona há décadas é que os médicos recebem treinamento para tratar apenas as doenças, não as pessoas. Os médicos mantêm seu poder predizendo quando seus pacientes morrerão. Eles frequentemente passam por uma mudança quando eles próprios, ou seus familiares, tornam-se inesperadamente os pacientes. Sei de muitas histórias impressionantes contadas por médicos que aprenderam a dar esperança às pessoas que eles amam e como isso afetou a sobrevivência deles.

Uma lição muito importante que Cindy aprendeu foi a de não ver o câncer como inimigo e a não travar uma batalha contínua que afetaria sua vida. Ela diz: "Era como se eu tivesse de contrair a doença para enfrentar a fera e derrotá-la". Ela evolui e termina com: "Eu não precisava mais transformar o meu corpo num campo de batalha". Sim! O que precisamos fazer é tornar a nossa vida e nosso corpo lugares de cura e não de guerra. Precisamos encontrar paz interior.

Ao mesmo tempo, Cindy se deu conta das qualidades que os sobreviventes precisam: amor, valorização e sentido na vida. Também é preciso seguir a orientação que ofereço constantemente: faça aquilo que o tornará feliz. Encontrar Rich e ficar com ele parecia certo. Essa é a razão para fazer alguma coisa — porque ela parece a coisa certa a fazer e não porque se tem obrigação de fazê-la.

Precisamos deixar os outros livres e, como no caso de Rich, deixar que assumam a responsabilidade pela própria doença. Os motivos por que ele não faz o que é melhor para ele mesmo constituem um problema exclusivo dele. Talvez seja porque quer chamar atenção ou porque não ama a si mesmo tanto quanto Cindy o ama. O motivo não é importante. O que se deve fazer é amá-lo até que ele ame a si mesmo e se cuide o suficiente para agir desse modo.

No fim, Cindy aprendeu a expor seus sentimentos às amigas e a viver o presente; compreendeu também que nem todos os efeitos colaterais do câncer são ruins. Entre estes estão o livrar-se do medo e o amar melhor. Assim, há dádivas em todas as experiências, e quando você é um sobrevivente, você se abrirá para elas e viverá uma nova vida livre dos medos do passado.

O que Poderíamos Fazer Juntos
Connie Curley

"Que casamento é este?", pensei, desligando o telefone depois de falar com meu marido. "Devo abandoná-lo?"

Na época, eu tinha a impressão de viver a minha versão pessoal da história bíblica de Jó. Primeiro, meu pai e minha mãe faleceram. Depois, meu marido, Paul, foi transferido para o estado de Washington, a quase meio país de distância. Essa mudança inesperada da empresa acarretou outra atribulação — a venda da nossa casa. Paul já havia se mudado para a Costa Oeste. Eu fiquei para trás, em Illinois, com nossos dois filhos adolescentes, esperando que alguém, qualquer pessoa, fizesse uma oferta.

Mas quem a compraria? A região onde morávamos passava por uma depressão econômica, e a casa era bastante grande e bem fora dos padrões. Era a única residência em estilo fazenda da Califórnia naquela pequena cidade do Meio-Oeste, uma cidade essencialmente vitoriana — arquitetônica, política e espiritualmente. Logo que pus a casa à venda, todos queriam conhecê-la internamente, mas ninguém queria comprá-la.

Utilizando o que havia de mais moderno e da melhor qualidade, a casa fora construída para a própria família por um empreiteiro altamente especializado. A parte externa era de pedra. Internamente, os pisos de concreto com dez centímetros eram sustentados por vigas de aço I dispostas a cada 60 cm. A casa media 960 metros quadrados acima do solo e 1.140 metros quadrados embaixo. Estamos convencidos de que o empreiteiro imaginava um "abrigo antiaéreo" quando a construiu. Embora gostássemos do lugar, a ideia de "casa" não ocorria a todos. Na tentativa de vendê-la, procurei aplicar todos os truques do mercado, desde anúncios em jornais e visitações abertas ao público até uma nova pintura e a comprovação da eficiência do isolamento com a publicação das nossas contas de aquecimento.

Os dois longos anos necessários para vender a casa foram desoladores. As visitas de Paul se tornaram menos frequentes, e com o passar dos meses ele parecia esquecer a nossa vida em Illinois. Durante um telefonema, eu lhe disse: "O velho Volvo tem algum problema com o alternador, mas o mecânico acha que pode resolver isso". Era um modelo 1976, pequeno mas robusto, de duas portas, com teto solar. Ele sempre fora da maior confiança, e era divertido dirigi-lo. Eu não queria desfazer-me dele. Duas semanas depois dessa conversa, mencionei novamente os problemas com o alternador. "Oh", ele disse: "Eu não sabia que você estava tendo problemas com o carro." Que belo companheiro eu tinha!

Enquanto eu fazia as malas e enchia as caixas para a tão esperada mudança, meu marido achou que era chegado o momento de me prevenir sobre como seria a vida depois que tudo estivesse nos devidos lugares. "Você precisa saber que muito provavelmente viajarei ainda mais agora com uma nova região de vendas."

Maravilha! Tudo o que consegui pensar foi: "Que casamento é este? Nosso filho continua em Illinois, nossa filha vai para a faculdade. Estivemos morando a três mil quilômetros de distância um do outro durante a maior parte dos dois últimos anos. E agora, depois de me empenhar tanto para vender a casa e estarmos juntos sob o mesmo teto, ele vai me deixar em casa, sozinha?" Bem, era isso. Resolvi comigo mesma que se suas palavras se tornassem realidade, eu sairia do casamento. O que havia sido uma parceria amorosa parecia chegar ao fim.

Dez rápidos dias depois de ocuparmos a nova casa em Washington, Paul respondeu a uma chamada da empresa. "Pensei que vocês me dariam mais tempo", eu o ouvi dizer, chateado. Assim, como num estalar de dedos, seu emprego de vendedor não existia mais.

Nos dias seguintes continuamos perplexos com o que havia acontecido. Devo admitir, porém, que o fato de Paul não viajar mais me deixava aliviada. Pelo menos estávamos juntos. Aos poucos começamos a nos entrosar novamente como parceiros, levantando todas as alternativas para enfrentar a situação. Eu comecei a preparar a papelada para obter um certificado de professora para o estado de Washington. Procurando praticamente todos os lugares que poderiam aproveitar os meus serviços, entrei em contato com uma faculdade comunitária local onde um telefonema levou a outro, até por fim ser-me oferecido um contrato para dar duas aulas de recuperação em tempo parcial por um trimestre. Paul foi contratado por uma pequena empresa para redigir currículos durante algumas horas por semana. As coisas estavam melhorando. Agíamos novamente como um casal e a harmonia retornava ao nosso casamento.

Como eu não fazia exames médicos havia bastante tempo, resolvi aproveitar o prazo de validade do seguro-saúde da empresa anterior de Paul. Uma tarde, pouco depois do início das aulas, apresentei-me para uma consulta com a ginecologista, esperando ouvir, como sempre: "Tudo parece bem. Volte daqui a um ano". Mas não, em vez disso, ouvi: "Eu gostaria de vê-la novamente daqui a um mês". Quatro semanas depois ela repetiu as mesmas palavras. Quando a consultei pela terceira vez, seus comentários foram diferentes, e sua voz foi contida e profissional. "Dirija-se à pessoa que ocupa a escrivaninha da frente para marcar uma data para a cirurgia. Talvez seja necessário tirar o seu ovário direito."

Duas semanas depois, um médico desconhecido entrou no meu quarto, no hospital, e se sentou numa cadeira perto da cama. "Você está com câncer ovariano." Falando com Paul e comigo, as palavras do oncologista foram diretas. Não fiquei surpresa com o diagnóstico. Na segunda-feira, meu médico otimista me disse que a massa provavelmente era um tumor benigno, não precisando de mais de uma hora e meia na sala de cirurgia. O procedimento começou às oito horas da terça-feira antes do Dia de Ação de Graças de 1984. Quando voltei da anestesia, olhei para o relógio na parede: duas e meia da tarde. Eu sabia.

No dia seguinte, ainda sob os efeitos da medicação, eu me sentia aérea enquanto o médico falava. "Estamos diante de uma situação difícil. Suas possibilidades de sobrevida de um ano são de 50%. Como você é jovem e as suas veias são boas, faremos aplicações intensas de quimioterapia. Começaremos em um mês." Não pronunciou uma palavra sequer de conforto. Por incrível que pareça, meus pensamentos se voltaram imediatamente para o cruzeiro que Paul e eu havíamos sonhado durante anos em fazer "algum dia". Talvez nunca mais conseguíssemos realizá-lo.

"O que vamos fazer?", perguntei quando o médico saiu do quarto. "Acho que não vou conseguir trabalhar enquanto faço quimioterapia. Como vamos sobreviver?" O trabalho de elaboração de currículos se revelara financeiramente infrutífero, e Paul não havia encontrado nenhum trabalho lucrativo. Meu reduzido salário como instrutora em tempo parcial era a única fonte de renda no momento. Enquanto eu ficava imaginando o que eu não conseguiria fazer, meu marido pensava no que poderíamos fazer juntos. Ele articulava um plano.

Como a doença havia se espalhado para alguns nódulos linfáticos, o coquetel de substâncias químicas prescrito pelo médico incluía cisplatina, cuja administração exigia que eu permanecesse no hospital por um mínimo de 36 horas uma vez por mês durante os oito meses de tratamento.

Paul sugeriu que testássemos o seu plano enquanto a escola estava no recesso de inverno. Assim, sem comprometer as minhas aulas, poderíamos verificar se a ideia daria certo. Na sexta-feira antes do Natal, eu tinha consulta marcada com o oncologista no seu último horário do dia. Ele ficou satisfeito com os resultados dos exames de sangue e informou ao hospital que eu daria entrada às oito horas da noite. Sabendo que a quimioterapia poderia me deixar com náuseas, Paul me levou para um belo jantar — uma espécie de "última refeição".

Assistimos à televisão no meu quarto do hospital até pouco depois das dez horas, quando Paul foi para casa. Sábado de manhã, apesar dos medicamentos contra a náusea, eu estava mais do que enjoada. Paul voltou para o meu lado e segurou a minha cabeça durante a maior parte do dia, ajudando-me a vomitar. Esqueça o tempo em que o meu Volvo estava com problemas; isso era amor.

No domingo de manhã, consegui comer alguma coisa e fui liberada para voltar para casa ao meio-dia. Uma vez em casa, estimulada por Paul, tomei um pouco de sopa de macarrão feita com carne de galinha e belisquei um ou outro biscoito entre as cochiladas. Segunda-feira à tarde, eu me sentia quase normal. O plano se mostrara viável. As aulas que eu daria às sextas-feiras no trimestre seguinte estavam marcadas para o início da manhã. Às segundas-feiras, eu só tinha uma aula à noite. Eu não precisaria deixar o emprego. Estávamos novamente trabalhando como uma equipe.

Assim, a cada quatro semanas, o plano de Paul se tornava a nossa rotina. Além disso, ele insistia para que eu desse uma cochilada todos os dias enquanto ele preparava o jantar. Por experiência, descobri que podia evitar o enjoo entre os tratamentos se não ficasse com o estômago vazio; por isso, eu lanchava com frequência. Paul deixava alguma coisa leve na mesa de cabeceira para que eu beliscasse caso acordasse durante a noite. Ele me dizia: "Carequinha *sexy* e bela". Também organizou umas férias rápidas de um final de semana. Ele me acompanhava a todas as consultas médicas. Como eu jamais pude questionar sua dedicação?

Quando as aplicações de quimioterapia terminaram, eu tive o que se chamava uma "reoperação". O laudo do patologista não identificava sinais de câncer em nenhuma das treze biópsias. Todas as dúvidas que eu poderia ter sobre a bondade ou fidelidade de Deus estavam dissipadas. Sim, os tratamentos do câncer resultaram em muitos efeitos colaterais negativos. A urina ficava de um vermelho vivo durante os tratamentos de quimioterapia. Eu sentia muita náusea e havia dias em que eu vomitava muito. Eu perdi peso e me esforçava para usar roupas que escondessem a minha estrutura esquelética. Perdi todos os cabelos. A contagem de glóbulos sanguíneos abaixou. Os meus níveis de energia despencaram. Mas caso eu não enfrentasse esses desafios, duvido que tivesse conhecido a verdadeira extensão do amor de Paul por mim e o meu amor por ele. Além do fortalecimento da minha fé, o maravilhoso e inesperado efeito colateral de tudo o que passamos é um casamento verdadeiramente sólido e excepcionalmente feliz que continua vigoroso 23 anos depois. De fato, Deus dispõe todas as coisas para o bem.

REFLEXÃO DE BERNIE

Invista em seus relacionamentos; todos se beneficiarão.

Quando você fica se perguntando, como Connie, se deveria sair de um casamento, três são as respostas possíveis. As primeiras opções são que você pode se separar ou obter o divórcio. No entanto, se o casamento não está ameaçando a sua saúde ou a sua vida, pergunte-se como o amor poderia resolver o problema e como você poderia então viver a resposta. Veja o amor que Connie encontrou mais tarde no seu casamento e como esse amor curou sua vida e a vida de Paul.

Você precisa compreender que não é uma vítima. Você tem escolhas; deixe o seu coração participar da resposta. Além disso, quando estiver distante das pessoas que você ama, aprendam a ouvir uns aos outros. Com isso, vocês compreenderão as respectivas experiências e não se perturbarão quando, por exemplo, o parceiro se esquece do alternador do carro. Com comunicação aberta, vocês saberão onde a mente do companheiro está e que problemas ele enfrenta que fazem o carro perder importância. Quando você está separado de uma pessoa amada, pergunte-se sempre sobre os sentimentos e pensamentos dela. Ouça as palavras dela que oferecem soluções, mas procure manifestar compaixão e compreensão.

Depois de ficar dois anos longe do marido, Connie desenvolveu um câncer ovariano. O *stress* decorrente da situação poderia ter produzido um impacto direto sobre o seu sistema imunológico. Anos atrás compreendi a importância de perguntar aos meus pacientes o que havia acontecido nos últimos um ou dois anos de sua vida. Precisamos entender que a química do nosso corpo e as mensagens internas afetam a nossa saúde e que o comportamento do corpo é influenciado por aquilo a que estão expostas as nossas células. Ao tratar uma doença, é preciso olhar para além do físico.

Então Cindy recebeu a mensagem impassível do oncologista: Suas possibilidades de sobrevida de um ano são de 50%, e nós iremos "atacar" forte com a quimioterapia. Por que os médicos atacam, envenenam, explodem, queimam e agridem o corpo com quimioterapia, radiação e cirurgia? Por que eles não podem falar em cura, eliminação, recuperação e ajuda à pessoa para sobreviver? Os médicos precisam aprender a comunicar-se e a induzir efeitos colaterais positivos e cura. Os pacientes precisam pensar que podem dizer não se não se sentem bem com relação ao médico ou às suas sugestões ou atitudes, ou quando o resultado da consulta é negativo.

Para finalizar, eu gostaria de contar a história de uma mulher que, na volta para casa depois de uma sessão de quimioterapia, recebeu do marido um saco para vomitar. Ela me disse: "Eu abri o saco e encontrei uma dúzia de rosas. Nunca mais vomitei". A dúzia de rosas que Connie recebeu do marido foi o modo que ele encontrou de demonstrar que se preocupava com ela e a amava. Isso é cura e é esse o motivo por que pessoas amadas conseguem superar todos os obstáculos quando quem as ama está com elas. O marido de Connie era muito mais do que um mecânico e um motorista. Não espere a manifestação de um câncer para exteriorizar o seu amor e os seus sentimentos.

Compondo a Minha Própria Música

Paula Neustadt

Eu estava com os pés mergulhados no regato raso de água quente e procurava equilibrar-me entre as pedras escorregadias, frente a frente com uma mulher que eu acabara de conhecer e cujo modo urbano de se portar era uma intrusão frenética no estado de calma e serenidade em que eu estivera envolvida durante várias horas.

Eu viera para as águas quentes desse desfiladeiro sabendo que encontraria alívio nessas águas de cura e na beleza da natureza ambiente. Podia-se encontrar aqui uma sensação intensa de união, uma sensação de fazer parte do universo com o fluxo do rio; juncos balançantes; perfume de salva branca, azul e púrpura; rochas esculpidas pelas águas; algas verdes delgadas; bolhas geotermais; céu límpido de inverno; sol em ângulo baixo e cumes de montanhas escarpadas. As forças sempre cambiantes do tempo e do movimento eram potencialmente evidentes em tudo o que estava ao meu redor e dentro de mim, e eu sentia a confiança de que toda vitalidade brota da mudança.

A mulher havia chegado com duas companheiras quando eu me preparava para ir embora. Antes que ela chegasse, eu havia passado boa parte do meu tempo embalada e sustentada pela tensão de superfície da água, relaxando numa posição flutuante e deixando o meu stress e ansiedade submergir. Então olhei para a montanha e pensei nela como A Montanha que encontramos em histórias da criação de muitas culturas, mencionada como O Lugar de origem dessas culturas. Eu fora para esse lugar para me preparar para a cirurgia de câncer de mama que seria realizada no dia 23 de dezembro.

Anos antes, exaurida de energia emocional e física, visitei um *ashram* e senti o valor da entoação de mantras para aumentar a minha resistência, força e lucidez. Eu queria estar nas melhores condições possíveis antes da cirurgia e sabia que o canto seria um dos caminhos nessa direção. Naquele cenário de paz, sozinha em plena natureza, eu repeti os versos centenas de vezes, até não ser mais eu quem cantava o canto, mas ser o canto que me cantava, um estado também conhecido como "o fluxo".

As bênçãos de Deus desçam sobre ti,
A paz de Deus esteja contigo,
A presença de Deus ilumine o teu coração,
Agora e para sempre.

Grande Mãe, vem a mim,
Cura o meu espírito, a minha mente e o meu corpo.

A Terra é minha mãe,
Eu cuidarei dela.
Ouve, ouve, ouve o canto do meu coração.
Eu jamais te abandonarei.
Eu sempre te amarei.

Aterra meu corpo, regue meu sangue,
Aera meu alento, inflama meu espírito.

Depois de cantar sozinha nas fontes quentes, eu planejava visitar novamente o *ashram*, onde pretendia imbuir-me de mantras sânscritos entoados num santuário repleto de devotos vedantas. Mas de repente os meus planos mudaram, quando essa desconhecida intrusiva pediu minha ajuda e orientação para cantar, e aí estava eu pronta para começar a ensiná-la.

Teria eu condições de ensinar alguém a cantar? Eu duvidava dos meus conhecimentos, tendo mais experiência em ser uma buscadora do que uma professora. Mas como ela insistiu, entendi que de fato eu poderia ensinar-lhe um canto que acabara de cantar para mim mesma. Eu sabia cantá-lo, e para ensinar a ela eu não precisava de um livro, de um CD, ou da ajuda de outras pessoas; eu podia inspirar-me no que já havia assimilado dos meus professores. Em vez de ir embora e passar a tarde no *ashram*, alimentei-me com a oportunidade de contribuir com essa mulher necessitada.

Não começamos bem. Ela achava difícil concentrar-se. Eu esperei, sugerindo-lhe paciência e atenção focalizada. Ela começou a emitir o seu palavrório distraído ao mesmo tempo em que nos abençoávamos, olhando nos olhos uma da outra e refletindo os sentimentos das palavras com gestos das mãos. "Como vou me lembrar de tudo isso?", ela perguntou, preocupada. Desesperada para garantir que se lembraria das palavras, ela retirou da mochila um pincel de aquarela e papel. Sentada numa pedra aquecida pelo sol, começou a pintar as palavras que eu repetia lentamente.

O dia 23 de dezembro chegou rápido, quando os dias de inverno eram mais curtos. O meu dia seria muito longo. O sol ainda não havia rompido quando cheguei na Cidade da Esperança para a cirurgia do câncer de mama. Entretanto, mesmo no escuro, eu podia perceber o gramado esmeradamente ajardinado como um tapete que acalmava a minha alma.

Eu havia lido muita coisa de Bernie Siegel, Andrew Weil, Judith Prager e outros, e sabia do impacto positivo profundo que palavras de estímulo e música reconfortante podiam produzir durante o atendimento médico e também em casos de cirurgia com anestesia. Eu acreditava que todos os aspectos da minha cirurgia, inclusive as conversas da equipe médica, precisavam ser somente sobre o meu bem-estar para produzir o resultado mais positivo. Eu queria pedir que ninguém bisbilhotasse ou tagarelasse, como muitas vezes se podia ver em programas de televisão, e eu queria levar música gravada para ser tocada durante a cirurgia, para acalmar o meu espírito, estimular o meu sistema imunológico e promover toda cura possível. Eu poderia falar sobre os meus desejos? Eu temia que uma equipe médica convencional não concordasse com os meus pedidos ou mesmo que zombaria deles durante a operação. E como eu conseguiria escolher o CD de música perfeito? Talvez a resposta fosse esta — a música de que eu precisava já fazia parte de mim. Afinal, eu conhecia alguns cantos que podia cantar para mim mesma.

Ao entrar na sala onde eu receberia uma injeção de tintura azul radioativa como contraste para minha biópsia do linfonodo sentinela, senti os benefícios dos meus tratamentos com música e dos meus pensamentos relacionados com as necessidades dos outros. A porta estava ornamentada como um embrulho para presente, com fitas, refletindo o período de festas. Em vez de temer possíveis efeitos carcinogênicos da radioatividade da tintura azul, eu sabia que precisava aceitar os tratamentos médicos que eu havia escolhido e visualizá-los realizando o melhor trabalho que lhes competia realizar. Com gratidão eu disse a mim mesma que o que quer que acontecesse na sala guardada pela porta enfeitada seria um presente, e repeti isso para a enfermeira que aguardava. Quando vi que o nome dela era Joy [Alegria], senti que, como fiz a minha parte para criar a realidade que eu queria, fiquei mais aberta para perceber os aspectos benéficos que já estavam presentes. Tanto o nome dela como a qualidade dos seus cuidados eram um presente.

A última coisa de que lembro antes de sucumbir à anestesia foi ter entoado silenciosamente para mim mesma, "As bênçãos de Deus desçam sobre ti...". O canto ficava ainda mais forte porque eu imaginava a mulher nas fontes quentes diante de mim. Eu pensava que, ao ensiná-la a cantar, eu fora a doadora; mas agora que sua face voltava como um presente nesse momento crucial, dei-me conta de que na verdade somos ao mesmo tempo a pessoa que dá e a que recebe.

REFLEXÃO DE BERNIE

Aprenda a ouvir o coração, não a cabeça.

Enquanto lia essa história, de repente intuí o que Paula estava dizendo a todos nós. Ela não descrevia apenas a sua experiência com o câncer, mas dizia onde ela estava na sua vida e onde precisava estar. Ela começa descrevendo os detalhes do lugar onde se encontrava e a sua posição com os pés mergulhados num regato. Ela diz que estava procurando paz, no mesmo momento em que julgava a outra mulher. Nesse ponto, ela era influenciada por sua cabeça, não por seu coração.

Em seguida ela fala da experiência de ensinar alguém a cantar e diz por que ela mesma sentiu essa necessidade. Ao fazer isso, podemos sentir que ela vai da cabeça para o coração, o lugar a que todos nós precisamos prestar atenção e encontrar. Fazendo essa passagem, ela deixa fluir e começa a se movimentar na direção da paz que ela busca.

Paula fala sobre os seus anos de exaustão em que sofria da falta de energia emocional e física, e como o fato de ensinar outra pessoa a cantar ajudou-a a sentir-se revigorada, mais até do que ir para o *ashram* com o objetivo de meditar pelo resto do dia. Ela procurou esse lugar inicialmente para encontrar o fluxo, e isso é o que todos procuramos. O modo de encontrá-lo não é místico. Você encontra o seu fluxo quando ajuda as pessoas com quem depara fazendo o que elas precisam que você faça no momento. Todos estamos aqui para contribuir com amor para o mundo, e ela encontrou uma maneira de fazer isso e foi transformada por suas ações.

Estamos todos sozinhos em meio à natureza, como ela, até nos relacionar com outras pessoas e encontrar sentido em nossa vida. Ela diz que a pessoa que dá e a que recebe são a mesma pessoa. Sim, estamos todos vivendo a experiência da vida e precisamos compreender que somos a mesma pessoa em ambas as extremidades da espingarda.

Ao final da história, sentimos tranquilidade nas palavras de Paula. Ela não é mais inspirada pelo intelecto nem faz descrições, mas expressa seus sentimentos e sua experiência movida pelo coração. Não há detalhes, apenas a simples verdade. Ela menciona os benefícios do que está para ser feito e a ausência de medo. Em sua caminhada ao longo da vida, veja cada porta que você deve cruzar como Paula via, uma porta adornada como um embrulho de presente, e ao fazer isso, todas as pessoas que você encontrar no outro lado se chamarão Alegria.

O Amor Cura
Ruth Vanden Bosch

A impressão é que foi ontem que recebi o telefonema que toda mulher teme... Todas nós ouvimos o médico dizer: "Eu lhe telefono se houver alguma coisa anormal com o seu papanicolau ou outros exames de laboratório". E então rezamos para que o telefone nunca toque. O meu tocou.

Era tarde da noite e eu estava indo para casa no meio de uma tempestade de neve depois das aulas na Western Michigan University. A notícia chegou rápido — o meu ginecologista telefonando para dizer que o meu papanicolau recente estava anormal. "Você poderia vir amanhã cedo para discutir os resultados dos seus exames?" Como poderia haver alguma coisa, de fato? Eu me sentia bem, apenas um pouco cansada devido ao curso, ao meu trabalho como enfermeira e a uma nova atividade que eu havia começado recentemente. Apenas um pouco cansada; era isso.

Na manhã seguinte, o médico me informou que o meu papanicolau mostrava que eu tinha um adenocarcinoma da endocérvice do útero em grau IV. Ele mesmo havia ido ao laboratório de patologia e analisado as chapas. Eu precisaria me submeter a uma histerectomia total e perderia o útero, os ovários, o omento e vários nodos linfáticos da pelve. Antes mesmo que eu pudesse assimilar essas palavras, ele disse que eu precisaria de uma conização da cérvix para classificação e que a cirurgia estava marcada para o dia seguinte.

Câncer? Como podia ser isso? Eu chorei a noite inteira e fui para a conização no dia seguinte em total estado de choque e negação. Três dias depois encontrei-me novamente com meu médico, e ele confirmou o diagnóstico. "Se você não fizer a cirurgia, seu tempo de vida será de menos de um ano." Radiação e quimioterapia também seriam necessárias. A realidade de todas essas informações era arrasadora — eu precisaria passar por uma cirurgia decisiva que mudaria a minha vida para sempre. Eu não poderia engravidar e sentir a alegria da maternidade e, com 35 anos, eu teria uma menopausa cirúrgica. Que homem iria casar-se comigo se eu não podia ter filhos?

Durante as semanas seguintes antes da cirurgia, eu vivia todas as emoções em poucos minutos. Num minuto eu tinha esperança e sentia que superaria isso, recuperando-me. No minuto seguinte eu sentia raiva a perguntava: "Por que isso foi acontecer agora? A minha vida está perfeita e eu tenho tantas coisas pelas quais viver e tanto a fazer!" Com um novo empreendimento para dirigir, empregados que dependiam de mim para sobreviver e o curso que eu queria concluir para realizar o meu sonho de ser psicóloga e conselheira, eu simplesmente não tinha tempo para um diagnóstico de câncer.

A parte mais difícil de receber um novo diagnóstico de câncer era comunicar o fato à minha família, aos amigos e aos empregados. Eu não queria angustiá-los, eu queria protegê-los de coisas desagradáveis. Um dia, de repente me dei conta de que eu sempre me preocupava com os outros e não comigo. Eu nunca dizia não quando alguém me pedia ajuda. Eu passara a vida preocupando-me com o mundo, e a minha identidade estava relacionada com o grau de ajuda que eu podia dar às pessoas. Eu havia me tornado uma sombra de mim mesma e na verdade não fazia ideia do meu verdadeiro ser. Eu era proprietária de uma empresa e nunca expressava os meus reais sentimentos. Eu alcançava o sucesso satisfazendo consumidores e clientes e mantendo os empregados felizes. Eu nunca colocava as minhas necessidades em primeiro lugar. Eu estava sempre cansada e nunca descansava ou tirava um dia de folga.

Lembrei-me de um livro cuja leitura fora exigida para uma das disciplinas no semestre anterior. Qual era o título, mesmo? *Amor, Medicina e Milagres*? Lembro que, por ocasião da leitura, pensei que ele teria sido útil para minha tia Trudy, que havia morrido de câncer no fígado no ano anterior. Ele a teria ajudado muito. Talvez ele pudesse ajudar também a mim. Ao encontrar o livro na prateleira, comecei a lê-lo novamente, agora com um marcador de texto de cor amarela. Também observei que o número do telefone dos PCE (Pacientes de Câncer Especiais) estava indicado no posfácio. Telefonei e encomendei as fitas de meditação do dr. Siegel e o seu livro *Peace, Love and Healing*. Também esse livro logo ficou parecido com um manual desgastado, cheio de rabiscos, observações e perguntas nas margens que eu precisava responder e prioridades que eu devia estabelecer para preparar-me para a cirurgia.

O livro se tornou o meu guia para compreender o meu propósito na vida e para descobrir o caminho de volta à saúde. O dr. Siegel discorria sobre a relação entre emoções contidas e o desenvolvimento do câncer. Pessoas que sorriem e não reconhecem seus verdadeiros sentimentos e dizem: "Estou bem", quando não estão, têm maior possibilidade de desenvolver câncer e morrer dessa doença. Eu vi a mim mesma em quase todo o livro e estava atordoada! O fato de ser alguém que sempre quer agradar as pessoas e de sempre negar as minhas próprias necessidades estava me matando!

Eu ouvia as fitas de meditação e me visualizava cortando o suprimento de sangue para o câncer. Visualizava também que o meu câncer era feito de chocolate e que pequenos rostos sorridentes devoravam o chocolate o mais rapidamente possível, e que eu não precisaria da cirurgia ou o tumor estaria menor e mais fácil de extrair.

A minha cirurgia já estava marcada quando o cirurgião me telefonou para dizer que ele precisaria se ausentar da cidade. Perguntei-lhe, então, se em vez de esperar e remarcar a data, a cirurgia poderia ser feita por meu amigo e cirurgião Dean. Sim, isso era possível! Rezei uma prece de agradecimento. Alguém que se preocupava comigo realizaria a cirurgia. Pela primeira vez desde o diagnóstico, relaxei um pouco.

Na noite anterior à cirurgia, Dean me levou para jantar fora com objetivo de confirmar se eu estava bem. Fomos a um excelente restaurante italiano, comemos uma grande pizza e tomamos uma garrafa de vinho. Durante várias horas, falamos sobre tudo, menos sobre a cirurgia. Ele finalmente resolveu que precisávamos dormir um pouco, pois ambos tínhamos um encontro importante no dia seguinte! Eu fui dormir com um sorriso no rosto e só acordei às seis horas da manhã.

Quando cheguei no hospital, encontrei vários amigos, o meu pastor e a minha família, todos me esperando para ficar um pouco comigo até o momento da cirurgia. Passamos o tempo entre abraços, orações e histórias engraçadas. Tão divertidas, na verdade, que quando o assistente cirúrgico apareceu para levar-me para a sala, eu lhe disse que estava me divertindo muito para acompanhá-lo. Dean deu uma olhada de longe e disse com firmeza: "Temos um encontro, e eu não gosto que me deixem esperando!"

A cirurgia correu bem e Dean pôde me assegurar que eu tive uma cura cirúrgica e que não precisaria de radiação ou quimioterapia. Recebi alta do hospital três dias depois e dentro de três semanas, voltei a trabalhar, em tempo parcial.

Devido às alterações hormonais e à menopausa cirúrgica, eu estava muito emotiva, chorando com facilidade e preocupando-me com a possível volta do câncer. Uma coisa que eu sabia com certeza era que se eu não parasse de sempre querer agradar as pessoas e continuasse com o meu antigo estilo de vida de preocupar-me com o mundo, eu teria uma recaída. Devia haver uma maneira de amar o mundo e de ajudar os que precisassem sem sacrificar a minha saúde!

Pedi a Deus que me ajudasse a encontrar as respostas às minhas perguntas. Alguns dias mais tarde recebi pelo correio um prospecto convidando-me para assistir a uma conferência sobre psicologia holística numa cidade vizinha, com palestras feitas pelo dr. Bernie Siegel e muitos outros praticantes holísticos. Senti que era um convite de Deus, me inscrevi imediatamente e participei do evento. Eu também queria aproveitar a oportunidade para encontrar Bernie Siegel.

A conferência foi impressionante. Muitos palestrantes eram sobreviventes que se expressaram com eloquência sobre formas de viver uma vida saudável depois de um câncer. Eles haviam feito mudanças importantes — tornando-se vegetarianos e tomando a decisão de fazer exercícios diários, além de abandonar o cigarro ou bebidas alcoólicas. Eles pareciam estar em paz e continuavam a procurar a saúde participando de conferências e educando-se continuamente sobre questões de saúde. Eu concordei com seus estilos de vida saudáveis. Entretanto, eu precisava encontrar paz interior e parar de me preocupar com a minha saúde e a possibilidade de recorrência do câncer em alguma outra parte do corpo.

As palestras de Bernie Siegel foram as que mais me ajudaram. Ele falou sobre ser capaz de dizer não quando não se quer fazer alguma coisa. Todos os meus esforços deviam voltar-se para esse objetivo — eu raramente dizia não a qualquer pedido e achava quase impossível parar de agradar a todos. Ele me ajudou a compreender que a minha personalidade foi programada há muito tempo pela minha família.

Minha mãe era uma bela mulher, e perfeccionista. Meu pai era ministro religioso e conselheiro, e como "filha do pastor" eu devia ser o exemplo para as crianças nas suas igrejas. Era um fardo pesado para uma criança carregar. Ainda posso ouvir mamãe dizendo-me que eu devia servir de exemplo para as outras crianças e que "todos estavam vendo o que eu fazia". Não era surpresa que eu crescesse e me tornasse alguém sempre pronta a agradar os outros, uma perfeccionista, e uma "viciada em sucesso". Eu sempre me esforçava para ser a número um em tudo e não podia aceitar o fracasso. A crítica era o inferno e não melhorava a minha imagem. Era tortura pura, e eu ainda tenho dificuldade em receber críticas sem chorar.

Ouvindo os palestrantes aquele dia, compreendi que eu podia "renascer" como uma nova pessoa e "parar de me matar" tentando agradar a todos. Não havia nenhum problema em apenas ser eu mesma e ter defeitos. Pela primeira vez na vida, eu me senti amada. Eu tinha esperanças para o futuro.

O meu caminho de retorno para uma boa saúde foi árduo; houve muitos buracos ao longo do percurso. Eu aprendi a amar a mim mesma e a dizer não. Consegui afrouxar o controle rígido da minha vida e deixar que Deus a guiasse. Comecei um diário de gratidão que me ajudou a manter uma atitude positiva com relação à minha vida. Cada dia encontro cinco coisas pelas quais sou agradecida e faço uma oração de agradecimento. Abro o meu coração e a minha mente para aceitar as minhas bênçãos. Sei que Deus está dirigindo a minha vida, que tudo é bom e que eu estou fazendo o melhor que posso. Eu não preciso ser perfeita. Sei que o espírito de Deus está em cada pessoa que encontro, em cada situação que enfrento e em cada decisão que tomo.

Todas as noites, agradeço também a você as dificuldades de cada dia, pois é dos momentos difíceis que aprendemos e nos lembramos.

REFLEXÃO DE BERNIE

O amor beneficia a quem dá e a quem recebe.

Ao ler a história de Ruth, a primeira coisa que me chamou a atenção foi o ultimato do médico a respeito da cirurgia ou de apenas um ano de vida. Ele está decidindo o que ela deve fazer e também ameaçando-a. Se ela não segue o seu conselho, está morta. O que a medicina precisa fazer é oferecer opções e estimular os pacientes. Se conheço pessoas que recusaram cirurgia, radiação e quimioterapia e continuam vivas? Sim, e não acho que seja fácil fazer o que elas fizeram. Diante dessa situação, não sei se eu conseguiria acreditar e ter a fé que elas tiveram. Elas são as minhas professoras porque me mostram os caminhos para a cura.

O meu pensamento seguinte se relaciona com o salto imediato de Ruth a um futuro lamentável com os seus pensamentos e com a atitude "por que eu?" Novamente, os médicos e outros profissionais precisam ajudar-nos a viver no momento e a permanecer no agora. Enquanto Ruth se preocupa com o futuro, ela também se preocupa não só com os seus sentimentos, mas também em não aborrecer a família. Ela percebe o que eu sentiria ao ler estas palavras: que "boa enfermeira" ela é, ocupada cuidando do mundo ao mesmo tempo em que lida com seu câncer.

Ruth diz: "Nunca ponho as minhas necessidades em primeiro lugar". Eu queria gritar quando li isso. Não estamos falando em ser egoísta; estamos falando em você viver sua verdadeira vida. Ela se tornou o que outros queriam que ela fosse e, no processo, se perdeu. Ruth foi inteligente o bastante para saber que podemos deixar o nosso ser não verdadeiro morrer e começar uma nova vida.

Ela fez isso tendo uma equipe ao seu redor para ajudá-la a ter sucesso na cirurgia. Ela transformou o seu câncer num chocolate e o devorou. Depois usou livros para orientá-la e servir-lhe de mapas. Isso é o que todos precisamos na nossa vida: encontrar o nosso caminho e deixar que a sabedoria e a experiência dos outros nos guiem.

Adoro a sua última percepção: "Eu não preciso ser perfeita". Assim, todos vocês, aprendam com a experiência de Ruth, e não deixem que o seu verdadeiro ser morra enquanto tentam ser perfeitos para todas as outras pessoas. Pelo seu bem, deixem todos loucos, sejam diferentes, tenham personalidade e nunca mais voltem a crescer, pois pode fazer mal para a sua saúde.

Conheço Ruth muito bem; participamos de muitos *workshps* juntos. Ela me homenageou achando um filhote de cachorro e dando-lhe o nome e Bernie. Isso confundiu os seus vizinhos que a ouviram gritar: "Bernie, para de morder os meus pés", até que conheceram a história do filhote. Eu posso honestamente dizer que ela alcançou o seu objetivo e definitivamente não é perfeita. Ruth, se você não está rindo agora, a enfermeira reassumiu novamente.

Flores Silvestres

Sue Pearson Atkinson

Eu percorro o caminho de pó de pedra do labirinto que criei nos fundos da minha casa, meditando e sentindo a alegria aumentando ao passar pelas fragrantes touças de flores silvestres encravadas nas bordas das rochas, flores que me lembram a morte. O passeio é feito sem medo. Entremeadas com a cor brilhante do tremoço e da papoula, plantei as sementes das flores silvestres aqui para me lembrar das lições que aprendi ao enfrentar a morte várias vezes e do falecimento da mãe do meu marido.

Embora Nicky fosse minha sogra, ela foi uma verdadeira mãe para mim de muitas maneiras, além de grande amiga e uma mulher criteriosa a quem eu recorria com frequência. Quando casei com o filho dela, eu não fazia ideia de que o meu relacionamento com ela seria um dos mais importantes da minha vida. Profundamente religiosa, ela não impunha o seu modo de pensar a ninguém, mas aceitava as pessoas como eram, celebrando suas qualidades e não levando em conta seus defeitos. Sua capacidade de amor incondicional era extraordinária.

Nicky se casou bem jovem, com apenas 17 anos, porque os pais acreditavam que ela havia atraído um homem mais velho que cuidaria bem dela. Seis bebês logo se seguiram, todos homens, um atrás do outro. O marido, Presley, era um homem que adorava aventurar-se e inventar, de tudo, desde planejar uma fábrica de batatas *chips* na Alemanha, negociar um cassino em Bogotá ou viver com dificuldades numa choupana no alto de alguma serra contando com a possibilidade de enriquecer rapidamente com a exploração de ouro na Califórnia. Um bom homem, mas não muito presente durante os primeiros anos de casamento e de nascimento dos filhos. Nicky se sentia sobrecarregada com tantos filhos, não sabendo o que fazer. Anos depois que tudo isso ficara para trás, tomando uma xícara de chá na cozinha, ela me contou como certa vez chorou durante um mês inteiro na esperança de que alguém visse o seu desespero e a ajudasse com todas aquelas crianças. Na época, era cruel o que as pessoas recebiam no caso de um diagnóstico de depressão — terapia por eletrochoque.

Nicky aprendeu com seu sofrimento e desespero que, de um modo ou de outro, todos somos feridos. Ela voltou-se para Deus, pedindo-lhe que lhe desse um remédio de cura, e foi transformada. Ela julgava menos, amava mais, enfrentava os desafios quando podia e aceitava as circunstâncias que não conseguia controlar. Diagnosticada tarde na vida com câncer no pulmão, manteve-se serena em sua capitulação à medida que o seu tempo na Terra se esgotava.

A minha própria transformação começou num pestanejar de tempo. Em vez da sabedoria acumulada ao longo de uma jornada difícil, recebi a minha dádiva de paz como um raio. Na época, a minha vida parecia maravilhosa. Eu havia encontrado uma bela casa no campo, com uma fascinante vista de montanhas cobertas de neve e espaço suficiente para manter meus cavalos. Meu marido e eu havíamos suportado a nossa cota de atribulações criando cinco filhos e seguindo duas profissões diferentes, ele como neurologista tratando vítimas de AVC e eu como jornalista produzindo documentários para a televisão aberta. Os filhos estavam praticamente encaminhados e a casa no campo parecia uma grande recompensa pelo nosso árduo trabalho. Mas apenas meses depois de realizar esse sonho, vi-me diante da necessidade de renunciar a ele numa crise médica apavorante que eu nunca imaginei que aconteceria comigo. Eu sofri o tipo de evento cerebral mais fatal — um aneurisma.

A caminho da sala de emergência, senti que Deus me perguntava se eu estava pronta para ir... preparada para morrer e deixar tudo para trás. Eu pensei: "Eu posso renunciar a tudo, inclusive a esse sonho que estava para se realizar?" A resposta foi imediata: Eu já tinha tudo de que precisava. A minha vida havia sido maravilhosa, repleta de pessoas que eu amava e que em contrapartida me amavam. De repente, fiquei totalmente tomada por um sentimento indescritível de gratidão por toda a riqueza da minha vida.

Obrigada, Senhor, por esse tempo maravilhoso que tive nesta terra. Eu diria adeus à casa no campo sem raiva ou tristeza pelo fato de o tempo ter-se esgotado.

No hospital, todos os que me cercavam estavam alvoroçados. Essa era uma crise. O médico explicou que eles introduziriam fios de platina no vaso dilatado do meu cérebro, enviando-os através de uma artéria da virilha. Os fios de platina vedariam o aneurisma, mais ou menos como fazemos quando tapamos o vazamento de um pneu. Ele disse que não sabia se o aneurisma se romperia durante o procedimento, mas já havia começado a vazar — sinal de que o tempo estava no limite.

Eu estava total e absolutamente em paz. Uma mensagem silenciosa envolveu-me. Tudo terminaria bem, acontecesse o que acontecesse. O resultado não estava em minhas mãos. Permaneci consciente durante as duas horas do procedimento e nunca me senti tão calma em toda a minha vida. Eu podia morrer. Tudo bem. Eu podia viver. Tudo bem, também. Com a habilidade da equipe médica, saí da cirurgia ótima. Mas a presença de Deus naquela situação de vida ou morte me transformou. Depois disso, cada dia era um presente.

Nicky tornou-se a minha mentora no aprofundamento do meu despertar espiritual, ensinando-me o valor do silêncio e a prática de entrar nas profundezas do meu ser para estar mais próxima de Deus. Todo esse trabalho me preparou para um novo desafio com relação à saúde — quatro anos depois de sobreviver a um aneurisma cerebral, recebi o diagnóstico de um distúrbio imunológico primário raro, devido a fatores genéticos. Eu precisaria receber infusões mensais de gamaglobulina doada para continuar viva. Fraca e cansada, impossibilitada de trabalhar, ainda assim eu contava as bênçãos na minha vida. Eu tinha amigos, a família e os meus queridos cavalos. Eu me adaptei à minha impotência e levei uma vida mais sossegada, mais contemplativa. Nicky me transmitia sabedoria e conforto em cada nova virada desafiadora da vida. E então, ainda cedo demais, chegou o momento de eu ficar à disposição dela.

Nicky recebeu o diagnóstico de câncer no pulmão e passou a enfrentar corajosamente a quimioterapia. Um ano depois, o câncer havia se espalhado pelo cérebro, não lhe deixando senão alguns meses de vida. Naqueles últimos meses, passei muitos dias preciosos com ela, ajudando-a a concretizar o seu último plano: pôr as finanças em dia, esclarecer o que caberia como herança a filhos e netos, fechar a casa que ela e Presley possuíam e mudar-se com ele para um asilo. Eu cozinhava para os dois — grandes tigelas de pimenta e travessas de empadão de frango, pratos que lhes lembrariam que eram amados. Moderada com doces, Nicky se servia polidamente de uma pequena porção de torta de nozes que eu assava enquanto recordávamos o passado e ríamos dos nossos relacionamentos com os homens que passaram por nossas vidas.

Ela sempre nutria um amor especial pelas flores silvestres do Texas, símbolo do seu estado natal. Era primavera, e sua derradeira oportunidade de contemplá-las uma última vez. Nós a colocamos numa cadeira de rodas e a ajudamos a entrar no carro, levando-a à bela Wildflower Seed Farm, não muito distante. Nós a conduzimos pelas trilhas, ao longo dos canteiros de deslumbrantes flores silvestres, um espetáculo indescritível. Lá elas se revelavam em todo o seu esplendor — fileiras e mais fileiras de papoulas vermelhas brilhantes, um campo sem fim de centáureas-azuis, tremoços, equináceas púrpuras, papoulas alaranjadas, e muitas outras.

Aqueles últimos meses ela os viveu num estado de quase constante alegria. Pessoas de perto e de longe vinham visitá-la e dizer-lhe o quanto ela significava para elas. Era como se todas aquelas centenas de pessoas tivessem formado fila à sua porta para prestar homenagem a uma poderosa rainha. O amor as atraía — ela se tornara um farol para muitas. Agora, ao acomodá-la na cama para uma soneca depois do nosso passeio entre as flores silvestres, Nicky olhou para mim e disse: "Esta é a época mais maravilhosa de toda a minha vida. Sue, como isso aconteceu — quero dizer, todas essas pessoas que vieram me ver, que telefonaram ou que enviaram cartões, envolvendo-me com seu amor e consideração — até pessoas que eu não conhecia bem".

Olhei pela janela para as flores silvestres num campo próximo antes de responder-lhe. "Nicky, acho que é como as flores silvestres — cada flor é especial, mas as flores silvestres se multiplicam e o grande espetáculo nos tira o fôlego com a pura expansão da beleza. Você espalhou as sementes do amor numa grande extensão. Agora você está fazendo a gloriosa colheita — aquelas sementes germinaram em lugares esperados e inesperados, florescendo em vastos campos de amor."

Nicky perguntou: "Eu sou especial?" E eu respondi: "Não".

"Você realmente sabe como me colocar no meu devido lugar, Sue."

"Apenas quero dizer que você não é mais nem menos especial do que qualquer um de nós nesta terra de Deus. Cada um de nós tem capacidades peculiares e livre-arbítrio para tomar decisões nesta jornada na Terra."

Eu sinto muita falta dela. O seu legado de flores silvestres floresce não só atrás da minha casa, mas também no meu coração. Eu achava que havia enfrentado o meu quinhão de problemas de saúde sérios, mas resta uma terceira porta através da qual Deus agora acena. Resisti por um momento quando meu médico me deu a notícia depois de uma mamografia de rotina: "Você tem câncer de mama — carcinoma lobular in situ". Eu pensei: "Vamos lá, meu Deus, isso não é um pouco pesado demais? Primeiro, um aneurisma cerebral, depois um distúrbio imunológico incapacitante, e agora isto!" Mas enquanto esses pensamentos saíam, outros entravam: "O aneurisma cerebral poderia ter me matado. O problema imunológico estava em vias de levar-me à morte até que recebi o diagnóstico e comecei os tratamentos. A cada um desses desafios, eu havia procurado bênçãos e as havia encontrado. Assim, por que não agora?"

Um ano e meio depois do diagnóstico, as coisas parecem estar sob controle. Acima de tudo, porém, venho trabalhando sobre a renúncia. Ninguém de nós sabe exatamente quanto tempo lhe resta. A morte bateu no meu ombro um número suficiente de vezes, de modo que agora posso dizer: "Cai fora! Estou vivendo cada momento sem me preocupar *contigo*". Eu quero viver aprazendo-me na beleza desta terra e na preciosidade dos meus companheiros de viagem. Eu quero seguir nas pegadas de Nicky, semeando flores silvestres ao longo do caminho e esperando que essas diminutas partículas de vida germinem em solo fértil. Não sei se o meu campo de amor incondicional será tão brilhante quando o dela, mas eu estou feliz — não, exultante — por ter a oportunidade de tocar algumas almas preciosas. Sempre que percorro o caminho nos fundos da minha casa, delicio-me nos pequenos botões que ajudei a criar aqui, cada um deles um lembrete de que o amor e a alegria não são coisas que usamos até acabar, mas qualidades que se espalham e multiplicam quando temos a coragem de nos livrar do medo.

REFLEXÃO DE BERNIE

*O que você planta no seu jardim floresce em todas
as estações da sua vida.*

Esta história contém centenas de mensagens sobre o amor para o nosso coração e a nossa alma. Sue encontrou mensagens de afirmação na beleza natural das flores silvestres que a relacionavam com sua sogra. Nicky encontrou a mensagem de amor na religião e passou essa mensagem para Sue. Ambas viveram a mensagem para curar suas vidas. Elas não se sentiram culpadas nem pensaram que Deus as estava punindo com a doença que sofriam. Lembre que a doença é uma perda de saúde, e deixe Deus ajudar você a encontrá-la quando ela está perdida.

Todos precisamos tomar consciência dos benefícios de ter mais amor em nossa vida. Quando deixamos o amor entrar, ele pode realizar coisas extraordinárias. Quando Nicky estava deprimida, em vez de esconder-se durante meses, ela poderia ter procurado algo que a alimentasse. Sugiro que você use seus sentimentos negativos como um desafio para impeli-lo a buscar a mudança que ajudará a sanar a sua infelicidade e depressão. Saia de si, faça mudanças e veja como a sua vida se transforma. Lembre que sempre existem soluções se você sair de si mesmo em vez de recolher-se e esconder seus sentimentos. Quando você se liga a outra pessoa, essa união também ajuda a curar.

Quando alimentamos um ao outro, encontramos mais paz. A nossa vida tem mais sentido e deixamos sementes de amor ao longo do nosso caminho. O que conta é a qualidade de vida, não o número de anos. Só o amor é imortal. Às vezes, Sue expressa raiva e descrença por haver renunciado aos seus sonhos para tratar dos seus problemas de saúde. Entretanto, por meio do amor, Sue encontrou a força de que precisava. Ela também tomou consciência do presente de cada novo dia. Mais importante de tudo, ela pôde devolver aquele amor a Nicky em seu momento de necessidade e ajudá-la a viver seus últimos meses num estado de alegria quase permanente. Nicky foi abençoada por ter pessoas tão maravilhosas envolvendo-a completamente com um jorro de amor nos seus últimos dias.

Às vezes são as nossas lágrimas que fazem as coisas crescer e florescer. Lembro a história do homem que todos os dias levava água de um poço distante para a família. Um dos recipientes estava rachado e assim a água vazava e perdia-se pelo caminho. Isso o incomodava muito e por isso ele falou com a mulher. Ela então fez com que ele se voltasse para fora e lhe mostrou o caminho que ele percorria todos os dias. No lado onde a água vazava havia belas flores; no outro lado, havia terra seca.

Nós não conhecemos o poder de cura da natureza. A história de um vietnamita que estivera num campo de prisioneiros demonstra isso de modo impressionante. Ele tinha câncer, e a quimioterapia e seus efeitos lhe lembravam a sua experiência da guerra, por isso ele recusava o tratamento e dizia que preferia morrer. Era primavera, e ele contou à atendente do asilo que durante essa época do ano, em seu país, eles ficavam ao ar livre e sentavam a favor do vento que soprava sobre as flores. A atendente providenciou para levá-lo para os viveiros locais para sentir o perfume das flores. As pessoas nos viveiros demonstravam-lhe muita compaixão e amor.

Na consulta meses mais tarde, o médico constatou que não havia nenhum sinal de câncer. Ele disse ao médico que o câncer não pôde sobreviver a todo o amor que ele havia recebido. Escrevi nos meus livros anteriores sobre o meu amigo paisagista John Florio, que também recusou o tratamento para o câncer, que eu não consegui curar com cirurgia. Ele queria "ir para casa e tornar o mundo belo. Assim, quando eu morrer, deixarei um mundo bonito". John morreu com 94 anos sem nenhum sinal de câncer. Ele desenvolveu uma hérnia "por erguer pedras na minha atividade de paisagista", que eu corrigi. Por isso, lembre-se, somos todos jardineiros. Apenas escolha o solo e o seu modo de semear as sementes do amor.

Quando aceitou a sua mortalidade, Sue passou a compreender o valor de cada dia, e agora ela está realmente vivendo a sua vida. Nicky também aceitou a sua mortalidade, e tomou providências para que tudo estivesse em ordem antes de ela falecer. Isso pode abrandar as preocupações dos entes queridos, que têm mais problemas emocionais a enfrentar. Assim, peço novamente que você aceite a sua mortalidade e que viva. Entregue-se à vida e encontre as suas bênçãos. Entregar-se não significa desistir, mas aceitar e acolher a paz que acompanha a aceitação. Quando se entrega, você não deixa de lutar para manter o controle, e quando ama, você estará livre do medo. Por isso, aprenda com Sue — vá para o jardim da vida e crie o seu Éden.

Estar Vivo é um Presente
Susan Orr

Agosto de 2001. Eu estava no meu estúdio terminando um quadro para uma apresentação em novembro que coincidiria com o meu sexagésimo aniversário. Embora profundamente concentrada, deixei que o toque repentino do telefone interrompesse o meu processo. Eu estava esperando uma chamada do consultório do meu médico com os resultados de uma biópsia recente de um nódulo encontrado no meu seio direito. Esse era o quinto que se formara em quinze anos. A rotina já havia se instalado, mas eu não estava preparada para as palavras da enfermeira: "A sua biópsia deu positivo". Nos meses seguintes àquele telefonema, da biópsia à mastectomia, passando pela quimioterapia e a radiação, descobri que tanto os meus medos como as minhas certezas eram mutáveis, que não precisavam governar minha vida. Câncer era apenas uma palavra, não uma história já escrita com um desfecho já determinado. Aprendi que estar viva é suficiente, é um mistério jubiloso e um presente, momento a momento.

Mãe e avó, eu era uma mulher que dedicara a vida a encontrar a cura e soluções criativas para problemas na minha vida pessoal e no mundo. Eu era uma terapeuta da arte, uma artista, e — fiel à minha geração — desde muito cedo, uma ativista. Nos meus exaltados anos de ensino médio no fim dos anos 1950, participei do Comitê para uma política nuclear sã. Em 1970, com 29 anos, tive a minha primeira experiência com o câncer. A minha tireoide, uma glândula particularmente sensível à radiação, foi removida por inteiro. Atribuí a culpa à radiação de sombra de Hiroshima e Nagasaki. Os médicos achavam que ele se devia aos raios X anuais feitos com um fluoroscópio quando eu era pequena, ao tratamento com radiação ultravioleta para acne que eu havia feito na adolescência e aos muitos enemas de bário aplicados para identificar um problema de apêndice quando eu cursava a faculdade. Quinze anos depois desses exames, em 1974, eu liderei a campanha de Nevada contra as tentativas de instalar nesse estado o depósito de lixo nuclear de todo o país. Hoje, décadas mais tarde, eu tinha câncer novamente, e um convite a fazer tudo o que eu podia para me curar, o que simplesmente podia incluir dançar com "o inimigo", a radiação nuclear.

Não havia como evitar ver o meu câncer em relação ao que estava acontecendo no mundo. Mas como eu me posicionaria? Olharia para fora para encontrar culpados novamente? Como muitos em 11 de setembro de 2001, fui despertada pelo rádio-relógio que transmitia repetidamente as horrendas notícias do ataque ao World Trade Center. Eu me vesti ouvindo a notícia sobre os outros dois ataques e sobre o desabamento das Torres Gêmeas em meio a uma chuva de fogo, membros de corpos decepados, cinzas e entulho. Eu estava a caminho da consulta com meu cirurgião para definir uma data para uma nodulectomia no seio direito.

Precisando urgentemente de uma perspectiva sobre o que estava acontecendo com a minha vida e com todos nós no mundo com as mortes em torno de três mil pessoas no World Trade Center, no sábado seguinte percorri três quilômetros até o mar. Uma caminhada na praia era, para mim, um modo seguro de encontrar uma perspectiva mais ampla para a minha vida. Logo nos primeiros passos, pés na areia fofa, a vastidão do céu e o *uush* da rebentação me trouxeram tranquilidade. Encontrei algumas penas pequenas e as recolhi, pensando em fazer um talismã de cura. Alguns passos adiante havia algumas mais. Juntei-as também. Durante a caminhada, encontrei e recolhi mais de trezentas penas sem ver um único esqueleto de ave. Entrando no ritmo de baixar-me e levantar-me, parecia que eu estava em sincronia com os bombeiros nas Torres Gêmeas restolhando as cinzas e poços de concreto, e que as penas haviam caído das asas de todos os novos anjos no céu. A minha tristeza por todos nós foi acolhida e alimentada. Em poucas semanas, enquanto me recuperava da cirurgia e aguardava o início da quimioterapia, algumas amigas artistas se juntaram a mim para entrelaçar as penas para um altar que criamos para reverenciar todos os que haviam morrido com o desabamento das Torres Gêmeas.

Mas antes eu precisava enfrentar o resultado da cirurgia. Teria o cirurgião condições de fazer duas simples nodulectomias ou teria de remover o seio inteiro? Eu tinha de me entregar e penetrar no desconhecido. Minha filha sentou-se comigo na sala pré-operatória. Dois anos antes, em 1999, quando estava com 39 anos, ela se submeteu a uma nodulectomia, e teve uma recorrência do câncer desde então. Depois da minha experiência com o câncer de mama, ela decidiu fazer testes genéticos e descobriu que os genes da nossa família nos colocavam numa faixa de risco de 85% de ter câncer mamário e ovariano. Tanto ela como eu tivemos a remoção preventiva dos ovários. E ela teve uma mastectomia dupla. Essa proximidade comum com a nossa mortalidade individual deu à nossa afetuosa ligação uma profundidade maior, uma subcorrente de compreensão.

Na ocasião, sentada ao meu lado, ela disse que estava surpresa com o fato de eu estar com câncer, pois eu fazia meditação, alimentava-me com uma dieta que, segundo os especialistas, prevenia a doença, e praticava yoga e *qigong*. Ficando sozinha durante alguns minutos enquanto ela foi perguntar quanto tempo teríamos de esperar, tive uma experiência transcendente, um conhecimento profundo e pleno de que o meu corpo era um recipiente quebradiço, um vaso frágil e corruptível, e que o meu espírito era ilimitado, sólido e permanente, que eu não tinha nada a temer. O medo veio mais tarde, e mais tarde ainda, mas eu tinha a lembrança desse conhecimento e confiança na vida do meu espírito para me ajudar a repelir qualquer medo que poderia aparecer, e não sucumbir a ele. Como um medalhão pendente sobre o meu coração, esse conhecimento ainda permanece comigo.

Sim, preocupação muito séria para mim — mas mesmo com ela, continuei inquieta com as famílias, as cidades e a nação, com as consequências dos devastadores ataques terroristas. Eu, como muitos outros, sentei-me perplexa na frente da televisão, vendo a apresentação e reapresentação daquelas imagens de destruição, rebatendo para a minha situação pessoal, para a minha própria mortalidade sob ameaça de forças invasoras, e então voltando novamente à dor e à perda de tantos. Era um momento de reflexão. Eu me sentia traída por meu corpo. Eu sentia raiva e medo. Todas as vozes que respondiam aos ataques terroristas estavam também expressando sentimentos de traição, raiva e medo. Eu queria que o país encontrasse uma forma de responder àqueles atos de terror, inomináveis, sem retaliação. O conflito perpetua o conflito, era a minha visão. Se eu queria que o país respondesse movido pela sabedoria e não pelo medo, então como eu poderia fazer a mesma coisa? Tomei como um desafio pessoal encontrar formas pacíficas de responder aos terroristas internos que haviam atacado o meu corpo.

Há um enorme e velho olmo no meu quintal que considero meu professor. Ele sofreu muitas infestações de pragas e perdeu vários galhos grandes devido a ventos fortes. Ele ainda resiste, mantendo-se firme estação após estação, sussurrando ao vento e à chuva, abrigo para esquilos, pássaros e insetos. Certo dia, sentada à sua sombra antes de iniciar os tratamentos com quimioterapia, quatro folhas caíram sobre a mesa, o mesmo número de folhas correspondente aos meus tumores. As folhas estavam todas beliscadas nas bordas. Olhei para os galhos, mas não vi nenhuma outra folha com bordas prejudicadas. Mas observei um bando de passarinhos chilreando e apanhando pequenos insetos. Eu gosto muito de metáforas e esse era o presente de uma delas, mostrando-me como eu poderia ver a quimioterapia como os pequenos pássaros no olmo. Ela podia alimentar-se das células cancerosas ao mesmo tempo em que me livrava delas. Para mim, o coquetel químico seria remédio, não uma toxina. Eu o convidaria a realizar o seu trabalho de cura e a estimular toda célula cancerosa remanescente a uma aposentadoria antecipada.

Entre a cirurgia e o início do tratamento com quimioterapia e radiação, eu tive a abertura da amostra de arte. O meu hábito é identificar os quadros de modo que os títulos lidos sequencialmente formem um poema. O poema que nasceu desses quadros me parece um hino à minha jornada. Eu o denominei "Quarteto de Haicais". Acredito que ele nasceu daquele momento transcendente de conhecimento que se manifestou logo antes de eu entrar para a cirurgia.

O tempo só visita
Cada momento um sacramento
Ininterrupto.

Profundo em mistério
O medo pode curvar a luz, girar a onda.
Sente-se em silêncio e ouça.

Permaneça nas sombras.
Repouse nos campos da incerteza.
Nada é casual.

Pesar, graça e arrebatamento,
Todo gesto, toda ressonância.
Ame, respire e acredite.

REFLEXÃO DE BERNIE

Todos somos obras em composição.

A experiência de Susan me pôs em contato com muitos aspectos importantes da vida. Ela é pintora, e eu também. Mas eu também acredito que todos somos artistas criando uma obra de arte. Apenas imagine-se como uma tela em branco, ou como um bloco de argila, e uma obra em composição. Se o seu quadro ou vaso de cerâmica não for belo, não significa que você tenha fracassado como artista. Você pega a sua paleta, umedece a sua argila e remodela a obra até torná-la uma obra de arte que o deixe orgulhoso. O mesmo se aplica à sua vida.

Todos nós precisamos desenvolver sinos de atenção. Como os sinos nos templos, o som nos induz a silenciar, respirar e encontrar a paz. Entretanto, para Susan, o telefone interrompeu sua tarefa. O que dizer se quando o telefone tocou, ela o ouvisse tocar, como o sino numa igreja, e respirasse paz para si mesma e para quem estava ligando? O sino pode ser também um símbolo visual, como um sinal de parada ou uma luz vermelha. Assim, crie os seus sinos de atenção e respire paz sempre que você ouve ou vê o símbolo que o põe em contato com um lugar de serenidade em vez de interrupção e agitação. Tente, e você verá, como eu vi, como a sua voz é diferente quando você pega o telefone, e como a sua capacidade de ouvir o que é dito se altera numa direção de cura serena.

Susan escreve: "Estar viva é suficiente". Essa frase me faz dizer: "Sim!" A vida é um mistério e um presente, mas quantos de nós realmente a aceitamos desse modo? Mais provavelmente dizemos que a vida é injusta, em vez de ver que ela é um presente. Com o câncer, Susan reflete sobre o desastre de 11 de setembro. Como a vida pode ser um presente quando acontecem coisas tão horríveis? A vida pode ser difícil, no entanto ainda é possível agradecer a Deus a oportunidade de vivê-la, de contribuir e de fazer uma diferença. Quando você é grato pela oportunidade de viver, a vida se torna de fato uma dádiva.

Então, no meio das dificuldades da vida, o câncer apareceu, e Susan viu isso como um convite para dançar com o inimigo e para curar-se. Ela demonstrou um comportamento de sobrevivente. Dançar implica ritmo e movimento, e cada um de nós precisa encontrar seu passo e cadência para curar. Outro exemplo do seu comportamento de sobrevivente é o vínculo com a natureza. Uma caminhada na praia ou até um córrego pode criar um ambiente favorável à cura. As penas também se converteram em símbolos para ela e se tornaram parte de um tributo a outras pessoas que estavam sofrendo. As penas caídas de asas de anjos a ajudaram a pôr sua provação em perspectiva. Seu olmo também nos ensina lições de sobrevivência. Observei plantas crescer em torno de arame farpado, ou seja, eu também posso fazer isso quando alguma coisa na minha vida me irrita. Plantas sabem sobreviver e suas folhas nos ensinam a revelar a nossa singularidade e beleza no declínio da nossa vida.

Outro símbolo são os pássaros. Vi esse tipo de imagem literalmente promover a autocura de outras mulheres. Aves podem representar o seu sistema imunológico ou tratamento e se alimentam consumindo o câncer. É esse gênero de simbolismo espontâneo não violento que considero como o mais eficaz para as pessoas. Novamente, o mais eficaz deve ser a criação da pessoa, não a minha prescrição.

Susan também foi capaz de transcender suas necessidades pessoais e achar tempo para refletir sobre um modo de ajudar o mundo a lidar com seu câncer, seja ele radiação, poluição ou terrorismo. É então que a verdadeira cura se processa. Quando você dá amor, você cura a si mesmo e aos que recebem o seu amor. Com amor e riso, você impedirá que o medo controle a sua vida e os seus pensamentos. Você encontrará a capacidade e a força de dirigir o que quer que encontre com o apoio e o vigor interior que eu sei que todos temos.

Que a filha de Susan se espantasse com o fato de sua mãe ter câncer quando ela fazia tudo corretamente foi uma afirmação que me fez rir. Lembre-se, o câncer pode afetar qualquer pessoa. Ter um estilo de vida saudável pode ajudar a prevenir o câncer, mas não há garantias. Além disso, como eu disse, a genética é importante, mas ela não toma decisões. Ela é ativada pela química do corpo, e é por isso que pergunto às pessoas o que aconteceu na vida delas que as levou a desenvolverem uma doença. Não é uma questão de culpa, mas de fatores que contribuem para que essa manifestação ocorra.

Para terminar, permita-me discordar de Susan. Ela se sentiu traída por seu corpo, mas eu posso afirmar que o seu corpo ama você. Ele trabalha muito para consertar o estrago que lhe causamos. Ele se recupera por si mesmo depois de uma cirurgia, quimioterapia e radiação. Eu sempre digo que um *band-aid* é um símbolo que revela que o nosso corpo nos ama. Faça um corte no seu dedo e aplique um *band-aid*; uma semana depois o corte estará sarado e você não terá feito nada além de ocultar o ferimento. Por isso, tenha fé no amor do seu corpo por você e retribua esse amor para que ele receba o que eu chamo de mensagem "viva".

Últimos Dias Maravilhosos
Ann Martin Bowler

Meu irmão, Tom, era uma pessoa apaixonada, um aprendiz. Ele se entregava inteiramente a tudo o que fazia. A sua lista de realizações era impressionante — vinicultor, hoteleiro, comerciante, líder comunitário, artista. Acredito que ele se dedicou a todas essas atividades não tanto devido à sua capacidade, mas à sua visão apaixonada da vida. Essa natureza vibrante de Tom lhe foi de muito proveito quando ele adoeceu. Ele estudou os tratamentos de câncer e encontrou aquele que se mostrava o mais promissor. Sua esperança de cura era extraordinária.

Embora criado numa família católica austera, Tom era um homem espiritualizado tão empenhado em viver a vida que não dedicara muito tempo à preocupação com a vida além deste mundo. Ele pouco frequentava a igreja quando adulto, mas levava uma vida correta e era bondoso com as pessoas ao seu redor. Ele acreditava que se tratasse os outros bem e fosse amável e honesto, não teria muito com que se preocupar. Mas quando Tom ficou doente, seu foco mudou. Ele começou a refletir apaixonadamente sobre todas as coisas espirituais. E, mais uma vez, chegou a resultados impressionantes. Gostaria de descrever uma experiência que ele teve quando eu estava ao seu lado perto do fim, pois acredito que você também se beneficiará.

Era Quinta-Feira Santa, dez dias antes de Tom falecer. Ele tivera alta do hospital no dia anterior. Sinceramente, ele estava muito abatido, quase sem palavras, dormindo irregularmente quase toda a tarde. Eu fui lhe fazer companhia em seu quarto com vista para o mar, um espaço pequeno e aconchegante que ele mesmo organizara. Pelas grandes janelas de vidro, a vista era impressionante, e nós havíamos erguido a cama para que ele pudesse ver as ondas. Sentada ao seu lado, perguntei: "Você gostaria de rezar comigo?"

Sacudindo a cabeça, ele respondeu: "Eu estou". Então eu rezei em silêncio perto do meu irmão, que cochilava e rezava silenciosamente.

Mais para o fim da tarde, meu marido, John, e eu estávamos ao lado da cama quando Tom acordou de repente. Ele levantou a cabeça do travesseiro e olhou diretamente à frente, olhos esbugalhados, fixos na parede mais distante. Eu também olhei para a parede, perguntando-me o que ele poderia estar vendo. Era uma simples parede, decorada com as fotografias dos seus filhos. Seria nelas que ele estava concentrado? Depois de uns trinta segundos, ele soltou a cabeça sobre o travesseiro e disse: "Foi fantástico! Fantástico!"

Naquele exato momento, sua esposa, Noreen, entrou com o telefone. Era o padre da família, Pe. Spitzer, telefonando para dar a notícia de que a Universidade Gonzaga havia outorgado a Tom o seu prêmio mais honroso por tudo o que ele havia feito como ex-aluno. Todos da família reuniram-se em torno da cama para ouvir a notícia. Foi bom ver Tom tão feliz! Depois que as coisas se acalmaram um pouco, perguntei: "Tom, o que é que foi tão fantástico? O que você estava vendo antes?" Com lágrimas nos olhos, meu irmão olhou para John e para mim: "Eu vi o céu, Annie. Eu vi Deus!" Ele reclinou a cabeça sobre o travesseiro, exausto, e dormiu profundamente durante muitas horas.

Quando meu irmão tornou a acordar, ele estava um tanto diferente. Agora, não me entenda mal, ele ainda estava gravemente doente, quase morrendo. Mas nos três dias seguintes, até o domingo de Páscoa, Tom teve momentos impressionantes de energia, saindo da cama pela primeira vez em dias. De vez em quando sua dor parecia quase desaparecer. Ele agradecia às pessoas que estavam reunidas em sua casa e lhes dizia que as amava. Ele contava piadas, dava a cada um de nós pequenos conselhos e dizia palavras que todos lembraremos para sempre.

Na Sexta-Feira Santa, John e eu precisávamos voltar para casa. Tom correu para fora para despedir-se. Aproximando-se, ele me abraçou, me deu um tapinha na bochecha, e com uma piscadela do olho disse rindo: "Vou chegar lá antes de você!"

Precisei de uns instantes para entender aonde ele pretendia ir e para saber como responder. O céu — ele estava dizendo que planejava chegar antes de mim no céu. Por fim, olhei nos seus olhos, apertei a sua mão e disse: "Bem, vou encontrar você lá".

Apertando a minha mão, ele selou o nosso acordo, dizendo: "Tudo bem, então". Sempre o comerciante honesto, não tenho dúvidas de que Tom já cumpriu a sua parte do acordo.

Tom faleceu alguns dias depois. Eu sei que todos os cuidados que ele recebeu em sua casa, rodeado por quem ele amava, explicam em parte a sua energia. Mas acredito que a experiência que ele teve lhe deu a graça de poder viver seus últimos dias do mesmo modo como ele vivera sua vida. Confiante no que lhe estava reservado, Tom pôde realmente estar presente conosco. Embora eu sempre vá sentir falta do meu irmão, sempre serei grata por ter participado dos seus extraordinários momentos de graça.

REFLEXÃO DE BERNIE

*Os próprios cegos veem quando têm uma experiência
de quase-morte.*

O modo mais fácil de manter uma sensação de paz durante o seu período de provações com a doença é ter o amor e a solidariedade dos familiares e amigos. A morte não é mais um fracasso, e é possível morrer cercado de pessoas queridas que podem aceitar a sua opção de deixar o corpo e tornar-se perfeito novamente. Quando você se cerca das pessoas que ama e compartilha com elas as lembranças que vocês criaram juntos ao longo dos anos, você pode morrer rindo, como o meu pai, rodeado por sua amorosa família. Com a ajuda da família e da espiritualidade reencontrada, Tom manteve-se positivo e aberto a todas as experiências, dividindo-as com outros. Ele aceitou a sua mortalidade de uma forma que ajudou Ann a lidar com a dor de perder o corpo físico do irmão. Ele deu a ela o presente da única coisa que é permanente e imortal, o amor.

A reflexão sobre o pós-vida pode ser reconfortante para você mesmo e para os que você ama. Acredito que a morte não é o resultado pior. Se fosse, creio que Noé discutiria com Deus para levar algumas criaturas mais na arca. Desde a minha própria experiência de quase-morte, quando criança, asfixiando-me com um brinquedo, até as histórias que ouvi de outras pessoas, acredito que embora o nosso corpo possa morrer, a nossa consciência não morre, reciclando-se com a criação de uma nova vida. Quando terminamos a nossa vida, pode ser uma experiência maravilhosa morrer rodeados pelas pessoas que amamos, sabendo que a morte não é um fracasso, mas o passo seguinte em nossa cura, quando deixamos de sonhar e nos tornamos perfeitos. A aceitação de que vocês se verão novamente, como Ann prometeu a Tom, lembra-nos que podemos sempre estar com as pessoas que amamos. Para a família de Tom, a experiência da sua visão se tornou um presente e ajudou a família e os filhos a não ter medo da morte, mas a compreendê-la como parte da vida. Quando aceitamos a nossa mortalidade, começamos verdadeiramente a viver.

Eu gostaria de compartilhar uma história minha que se relaciona com isso. Logo depois da morte da minha mãe, uma amiga mística chamada Monica me telefonou. Ela não mora perto de mim e não sabia o que havia acontecido. Ela disse: "Os seus pais estão juntos novamente e muito orgulhosos de você. E alguém que gosta de chocolate e de cigarros os está mostrando por aí. Você sabe quem é?" Eu disse que não sabia quem era, e ela continuou: "É Elisabeth Kübler-Ross. É ela que está mostrando o seu pessoal por aí". É isso que me faz acreditar, porque Elisabeth era uma amiga querida e uma pessoa muito importante na minha vida, e ela adorava chocolate e cigarros. Acredito que Monica está se conectando com a consciência coletiva, que é não local e eterna. Penso que é a mesma consciência que nos possibilita efetuar uma comunicação não verbal também com os animais, mas essa é outra história.

PARTE DOIS

Esperança

Uma Ocasião de Alegria é uma Ocasião de Alegria

Dina Howard

Um dos grandes benefícios do meu casamento com Ed foi o fato de sua bela irmã Kathy tornar-se a minha segunda irmã. Em 2006, com um simples convite num período inesperado da minha vida, Kathy renovou a minha fé em mim mesma e me relembrou o poder da alegria.

Pouco antes do meu aniversário de 40 anos, meu marido e eu recebemos a auspiciosa notícia de que Kathy ia se casar. Ela também tinha 39 anos e realmente merecia o seu noivo Moti, um homem de um coração de ouro. Toda a família estava radiante com o início dos preparativos para o casamento.

Para mim, havia apenas um problema. Eu estava no meio do tratamento de um câncer de mama em estágio II.

Enquanto meu coração se enchia de alegria por Kathy e Moti, eu chorava por mim mesma. A data do casamento praticamente coincidia com o término das minhas 25 aplicações de radiação. Eu já havia sofrido três cirurgias (inclusive uma mastectomia dupla), oito aplicações brutais de quimioterapia e uma montanha-russa emocional que eu não poderia imaginar antes de começar a luta contra o câncer. Além disso tudo... eu estava sem um único fio de cabelo!

Eu queria mesmo estar feliz por Kathy e Moti, sem restrições. Todos os outros estavam. Minha filha, Maya, então com 3 anos, estava tão fascinada por ser a dama de honra, que seria muito difícil o seu próprio casamento, um dia, equiparar-se a essa euforia. Meu filho, Noah, com 7 anos, esperava ansiosamente para ser o pajem, mesmo que, ao contrário de sua irmãzinha Maya, ele estivesse ansioso para usar um traje formal. Meu marido, Ed, estava impressionado com a maturidade de Kathy ao escolher Moti e ansioso por estar presente à celebração em corpo e espírito. Mas foi apenas algumas semanas antes do casamento que percebi que Kathy esperava que eu também comparecesse.

Eu me sentia física e emocionalmente distante dos acontecimentos relacionados com a festa. Eu já estava sobrecarregada sendo mãe em tempo integral de filhos pequenos, uma pessoa em atividade e paciente de câncer o tempo inteiro. No entanto, eu queria estar presente por Kathy, Moti e pelo resto da família. Em meio à confusão mental que acompanha o tratamento de câncer e a exaustão resultante, comecei a preparar todos para o casamento. Comprei roupas, programei viagens e reservei hotéis. Adquiri acessórios para a noiva usar com o vestido e criei uma pasta para o casal organizar todos os detalhes do dia. Meus filhos e eu recolhemos grandes pedras de rio e as pintamos com cores exóticas para decorar o parque para a cerimônia externa. Os amigos achavam que eu estava maluca por querer comparecer à cerimônia, mas meu oncologista achava possível, dependendo do meu nível de energia e com a advertência de que não perdesse muitos dias de tratamento. Por solicitação, os técnicos responsáveis transferiram as aplicações diárias de radiação do início da noite para o início da manhã no dia anterior ao casamento.

O casamento seria num sábado. Nós moramos no norte da Califórnia, e a cerimônia se realizaria no sul — a uma distância aproximada de sete horas de carro. O plano era enviar a minha família de carro no início da semana. Eu compareceria a todas as sessões de radiação já marcadas e então, depois de uma aplicação sexta-feira cedo, eu pegaria um voo às onze horas para tentar chegar para o jantar de ensaio no início da noite.

Quinta-feira à noite, já sozinha, comecei a duvidar seriamente da sensatez do plano. Eu estava cansada (ou melhor, muito cansada) e sofria com os efeitos da radiação. Também não conseguia decidir que roupa usar e não sabia como lidar com a minha calva reluzente.

Apesar desses obstáculos, muitas outras coisas compensavam o esforço de estar presente nessa celebração, física e emocionalmente. Entre as muitas possibilidades desconcertantes que acompanham um diagnóstico de câncer grave (especialmente quando ainda se é jovem) é a perspectiva de não ter liberdade para participar de eventos importantes na vida familiar. Eu queria estar presente nesse casamento, ver meus belos filhos em sua elegância e fazer parte da alegria que aproxima mais as pessoas. Além disso, uma onda de calor sem precedentes se alastrava por toda a Califórnia. A temperatura em Sacramento, onde eu morava, chegava aos 41°C, e assim o simples fato de sair da cidade parecia uma mudança muito oportuna.

Sexta-feira de manhã foi uma correria. Com a mala pronta e no carro, apresentei-me para o tratamento, apliquei mais linimento na pele cheia de bolhas e fui para o aeroporto. Uma vez no avião, arrumei o lenço na cabeça e soltei um suspiro de alívio. Eu tinha uma hora e meia para ler o meu livro e reunir os pensamentos antes de aterrissar no bulício familiar que me aguardava.

Eu vi Ed no setor de retirada de bagagens no mesmo momento em que a temperatura externa atingiu meu rosto: 43°C! Como todas as festividades seriam realizadas ao ar livre, o meu alívio por sair do calor de Sacramento durou pouco. Além disso, depois de me receber com um beijo, meu marido me informou que o hotel que havíamos reservado era inadequado e que ele havia perdido a bolsa de materiais que eu mandara com ele; nela estavam os meus sapatos para o casamento e outros objetos relacionados com a cerimônia.

Desnecessário dizer, grudentos de suor, mas com semblantes sorridentes, beijamos os nossos filhos, parabenizamos o feliz casal, localizamos outro hotel, refizemos os passos de Ed (pela cidade) para encontrar os meus sapatos e ensaiamos a cerimônia. Toda a família participou de um grande banquete no único restaurante sem ar condicionado no Vale de São Fernando, em Los Angeles, todos aguardando ansiosos a cerimônia do dia seguinte.

O sábado amanheceu claro e quente. Ed e eu passamos a manhã comprando caixas extras de água e garrafas pulverizadoras para que os convidados pudessem se refrescar.

À tarde ficou claro que o calor alcançara a intensidade prevista: 45°C. Era o dia mais quente já registrado para o que os sul-californianos chamam "O Vale". Kathy e Moti são realmente pessoas do tipo "copo meio cheio". O tempo quente em circunstâncias normais me deixa abatida, mas com queimaduras por radiação e cansaço, eu precisava fazer uma escolha consciente — eu podia esmorecer sob a pressão, o calor e a exaustão ou eu podia escolher a alegria. Eu podia escolher reanimar-me e tentar dançar no casamento da minha querida irmã.

Eu me reanimei.

No calor sufocante, vesti um belo vestido e cobri a cabeça com um lenço. Coloquei brincos bonitos e, sobre o lenço, um chapéu enfeitado com flores de seda. Meus filhos e também a noiva e o noivo estavam tão deslumbrantes que lágrimas brotaram dos meus olhos. Percorri o corredor apoiada no braço do meu marido com a cabeça erguida, sentindo-me não como uma paciente de câncer, mas como a pessoa mais afortunada do mundo por estar exatamente onde estava naquele exato momento.

Na recepção daquela noite, eu dancei. Dancei com a minha pequenina e feliz filha, Maya, com seus cachos à Shirley Temple balançando freneticamente, com o meu gracioso e belo garoto, Noah, apenas com idade suficiente para começar a ter consciência de si, e naturalmente com Ed, meu adorado marido. Tive inclusive energia para dançar com Kathy, a noiva, com meus pais e parentes, e com velhos amigos. Todos diziam que eu estava bonita, e você quer saber? Depois de algum tempo, eu realmente acreditei neles. A alegria faz isso conosco. A gratidão nos faz brilhar mais do que queimaduras produzidas por radiação. A escolha da felicidade havia me tornado muito mais bonita do que mostravam as aparências.

Sou muito grata por Kathy ter me convidado para o seu dia especial. Estou feliz por ter participado.

Quando vivemos uma situação difícil, talvez as pessoas não nos convidem a participar de uma festa. Elas não querem impor ou preocupar-se em obrigar-nos a fazer algo que não queremos fazer. Elas podem ficar constrangidas com a calvície ou com a ideia de alguém lidar com o "grande C" como parte do seu grande momento. Preciso admitir que eu estava com medo; assustada com a possibilidade de não ter energia para aguentar até o fim, e tendo consciência do meu estado do momento. Mas uma ocasião de alegria é uma ocasião de alegria, seja o que for que esteja acontecendo. Ser capaz de celebrar com todo o coração é um presente precioso.

Eu provei algo importante para mim mesma naquele dia. Provei que mesmo numa situação extrema que exige uma decisão, posso fazer tudo.

Porque eu não só participei do casamento, mas ainda fiz tudo que se esperava de mim e muito mais. Eu gostaria de pensar que assim agi com uma disposição que foi contagiante. E tudo isso foi possível porque minha irmã, por ocasião do seu casamento, ironicamente deu-me o maior presente de todos: a capacidade, apesar das minhas circunstâncias, de sempre escolher a alegria.

REFLEXÃO DE BERNIE

*Você cria o seu próprio tempo fixando-se
em céus claros ou nublados.*

O que me ocorreu é que as nossas reflexões se relacionam com o que vemos quando nos curvamos sobre águas calmas, nos aproximamos de nós mesmos e vemos a verdade. Por essa razão, preste atenção às suas reflexões e ao que sente quando reflete sobre si mesmo, sua experiência de vida e sua resposta a ela. Tenho para mim que as histórias neste livro refletem as dificuldades da vida e mostram como todos nós podemos começar novamente sem precisar morrer fisicamente, mas com a necessidade de eliminar as partes da nossa vida que nos estão matando para que assim possamos viver realmente.

Quanto a Dina e suas palavras de que valemos o esforço: estão absolutamente certas. Somos todos filhos divinos, e seja o que for que você possa ter vivido em seu processo de desenvolvimento, você vale o esforço e merece tudo o que a vida tem a lhe oferecer. A cabeça calva é coisa pequena quando você compreende que tem muitas outras coisas além de uma cabeça calva. O que todos precisamos fazer é desvelar o nosso verdadeiro ser e a nossa espiritualidade e emoções, e não apenas tornar visível a nossa pele. Uma cabeça calva não muda você, e pode fazer com que você se esconda, a não ser que capte a mensagem que ela representa.

Como diz Dina, suas dificuldades se reduzem quando você lida com o câncer. Os sapatos perdidos se tornam um problema menor quando você está vivendo a experiência do câncer. Todos nós conhecemos o ditado: "Não faça tempestade em copo d'água". Bem, depois do câncer, tudo é copo d'água.

O calor normalmente a debilita, mas não quando ela escolhe a alegria. A mente é uma coisa poderosa, e quer se trate da sua terapia ou do calor, você pode escolher a alegria e deixar que ela faça parte da sua vida sem todos os efeitos colaterais sentidos pelos que lutam contra o calor e contra a terapia e a veem queimando-os, envenenando-os, atacando-os, e coisas piores. O inferno esfria quando você passa por ele com alegria.

A alegria lhe dá forças porque quando está alegre, você está num estado de transe que aumenta a capacidade do seu corpo de sobreviver e melhorar. Dina diz também como ela parecia bonita aos outros porque irradiava alegria. Eu pude ver e sentir isso no consultório com meus pacientes. Quando eles entravam irradiando alegria, eu sabia que estavam se recuperando e podia sentir isso na atmosfera da sala. A alegria criava como que uma aura em torno deles. Todos os que os viam sabiam que eles estavam se curando.

Dina diz ainda: "A escolha da felicidade havia me tornado muito mais bonita do que demonstravam as aparências". Sim, ela estava aprendendo a participar física e espiritualmente da dança da vida. Os nossos sentimentos e estado de consciência vão além do nosso corpo e afetam todas as pessoas que encontramos. Assim, escolha a felicidade, e todos em sua vida a sentirão e a terão como ponto de referência, desde os seus familiares até os profissionais da saúde. Você se tornará um presente para todos eles.

Conheço a verdade de tudo isso, e Dina me confirmou essa verdade e também provou algo para si mesma. Lembre-se disto: você pode escolher ser alegre e curar-se porque a alegria e a cura não têm relação com o que está acontecendo no seu corpo, mas com o que está acontecendo na sua mente.

Um Novo Outono

Margaret Shane

É outono de 2007, e partículas residuais invisíveis de cinza, de substâncias químicas e de fumaça escondem-se no céu do entardecer. As nuvens escuras de fuligem se dissiparam, mas o cheiro persiste, chegando com o vento e penetrando nas minhas narinas e olhos. Os incêndios súbitos e devastadores no sul da Califórnia são controlados depois de destruir propriedades e bens de centenas de pessoas. O noticiário da televisão informa enquanto arrumo a sala: uma mulher atordoada caminha trêmula entre restos de lembranças e objetos carbonizados. Ela ainda tem sua família e sua vida, diz, mas não tem mais a sua casa. Eu olho para a TV e vejo a cena enegrecida. Como estarão aquelas encostas nos próximos meses e anos? Novamente verdes na primavera? Talvez até floresçam de outra maneira — algumas plantas só se desenvolvem depois de uma queimada. Algumas sementes precisam de calor intenso para rebentar e ter a oportunidade de se expandir.

Quatro anos antes outro grande incêndio varrera o sul da Califórnia. Quatro anos antes um incêndio violento devastou também a mim — um câncer ovariano avançado, silencioso, rápido e sorrateiro tentou abalar minhas estruturas.

Bebo um gole do meu chá morno de ervas. Desligando o televisor, acomodo-me no sofá envolta num cobertor, sentindo-me segura e relaxada nesse momento. Minha mão afaga os cabelos macios, ondulados, na minha cabeça. Sinto-me feliz por tê-los de volta. Minha aparência aos poucos torna a se reconstituir. O meu rosto, embora ainda jovem, tem alguns sulcos a mais em torno da boca e dos olhos.

A minha expressão, uma vez idealista, está mais enobrecida e serena, mas cheia de esperança e entusiasmo.

Aos quarenta e poucos anos fui diagnosticada com câncer ovariano e depois do que me pareceram cirurgias e sessões de quimioterapia intermináveis, estou em remissão clínica. Embora tenha sido assustador ouvir o diagnóstico, acredito que o medo e a antecipação da batalha e o prognóstico foram muito piores. Quanto mistério em tudo isso! Não saber de que lado da encosta o fogo desceria dessa vez. Às vezes eu ficava desanimada, triste e preocupada. No entanto, decidi desde o início que ele não me venceria, e as dádivas que vieram com ele superaram em muito a doença em si.

A minha fé tanto em Deus quanto em mim mesma se aprofundou. Senti como se uma grande rede me sustentasse, rodeada de anjos que se revezavam para amparar a minha queda, para me ajudar a debelar o fogo quando sentia que ele se aproximava. Esses anjos são minha família, meus amigos, companheiros sobreviventes de câncer, médicos, enfermeiras e até mesmo pessoas desconhecidas.

Uma voz suave, mas impositiva, foi a primeira coisa que ouvi depois da cirurgia. "Você precisa enfrentar isso", ela dizia. Era Sharon, uma das médicas da minha equipe cirúrgica. Outro médico também estava no quarto. Seu nome era Ben, mas eu o apelidei de "Cabelo". Ele tinha cabelos castanho-dourados brilhantes, com faixas loiras, e olhos castanho-escuros penetrantes. "Como está se sentindo?", perguntou ele. Pensei comigo mesma: "Entusiasmada". Também estou pensando: "Que lástima conhecer você nessas circunstâncias". Minha cabeça rodopiava, dominada por imagens em que ele dirigia um Mustang conversível 1975, vermelho reluzente, cabelos esvoaçando ao vento. Seu rosto tostado pelo sol e vigoroso revelava todo o arrebatamento pela velocidade de 130 quilômetros por hora numa estrada rural...

Minha família também estava ali, e a voz de meu pai, profunda e tranquilizadora, interrompeu meus devaneios. "Oi, querida, estou aqui." Ele e sua nova esposa, Roberta, seguravam minha mão enquanto eu entrava e saía do sono. Meu pai, minha rocha. Ele sempre esteve ao meu lado com uma voz cheia de razão, sabedoria e conforto. Alguma coisa úmida roçava meu rosto. Saindo outra vez da névoa que me envolvia, vi meu irmão, Mike. "O que você está fazendo comigo?", perguntei, baralhando as palavras. "Tentando mantê-la fria", ele sussurrou, enxugando meu suor com um pano molhado.

Já em casa, minha irmã mais velha, Cindy, ocupava-se na cozinha. Do meu quarto eu podia sentir o cheiro de alho e tomates e ouvir as batidas de bacias e panelas saindo dos armários. Bolo de carne, o meu prato preferido. Uma noite, ouvi a porta do quarto abrir; ela entrou na ponta dos pés para ver como eu estava. Eu disse: "Acho que nunca mais vou poder sair e divertir-me novamente. Nada mais vai ser como antes".

"Sei como você está se sentindo", ela respondeu, "mas você vai sair e divertir-se outras vezes... você vai vencer isso. Na noite passada sonhei que você estava sentada no sofá mexendo com alguma coisa que a deixava feliz. Você estava saudável e bonita. Você se virou para mim e disse que ter passado por um câncer ovariano foi a melhor coisa que lhe aconteceu. Tudo era muito real, exatamente como estou sentada aqui com você agora."

Certa manhã, depois da última aplicação de quimioterapia, eu estava no aeroporto de Los Angeles, a caminho do Meio-Oeste para um bar mitzvah da família. O animado senhor de meia-idade que verificava minha bagagem demonstrava como se sentia feliz por estar vivo e ter a perspectiva de um novo dia, enquanto fixava a etiqueta de destino nas minhas malas. Ele olhou a minha carteira de motorista para confirmar a minha identidade. "Você é muito bonita", ele disse. Eu sorri, imaginando que ele estava jogando isca para uma gorjeta maior. "Nada mal para quem sobreviveu de câncer duas vezes." Ele olhou um pouco surpreso por um momento, e então disse: "Senhora, há uma razão para que ainda esteja aqui".

O câncer é assustador, mas não tanto quanto eu imaginava. No passado, sempre que alguém me desafiava ou dizia que eu não conseguiria fazer alguma coisa, minha primeira reação era ficar aborrecida; depois eu me empenhava ainda mais. Estou convencida de que a teimosia e uma vontade forte me ajudaram a atravessar os últimos quatro anos, e que vão continuar me ajudando. Eu me torturava bastante no passado. Hoje, quando começo a fazer isso, eu me acalmo e me reanimo. Vejo o mundo sob uma nova perspectiva. Minhas antigas resistências a receber o que é possível se abrandaram. Precisei desistir de alguns pensamentos do lado esquerdo do cérebro para me abrir mais e confiar no meu coração e no meu espírito. Para deixar de considerar os "devia" ou "podia" e dar atenção ao que é certo e verdadeiro para mim. Precisei aprender a respeitar e a valorizar a mim mesma como nunca antes. O calor intenso do incêndio rompeu a semente da minha alma. Tantas dádivas... meu coração está cheio de esperança, amor e alegria. A luta contra essa doença me ajudou a descobrir a minha paixão por viver novamente uma vida plena.

E agora é outono novamente, minha estação preferida do ano. Um tempo para novos começos, ar refrescante, lembranças dos tempos de escola, novos romances e uma xícara de chocolate quente com *marshmallows*.

Minha base sólida está aqui, construída a partir do fogo que devastou meu corpo. Há sementes novas lançadas na superfície do solo queimado para ser peneiradas e plantadas. O céu lá no alto é róseo, azul e laranja. Eu saboreio sua beleza. Ele me tira o fôlego!

REFLEXÃO DE BERNIE

O câncer pode refletir o nosso verdadeiro eu.

O câncer me lembra a água em sua capacidade de refletir certas verdades. Ambos refletem o nosso verdadeiro eu, não de uma distância como a do espelho, mas de bem mais perto. Quando nos tornamos uno com o reflexo da verdade da água, podemos controlar os incêndios florestais que irrompem na vida de todos nós. Como um grupo de bombeiros precisa trabalhar unido para controlar as chamas, você pode transformar os seus familiares e atendentes numa equipe de salva-vidas. Quando todos trabalham unidos, a harmonia cria um ambiente de cura.

A exemplo de Margaret, lembre-se de prestar muita atenção aos seus sonhos. Eles expressam a sabedoria da consciência coletiva que tudo conhece. Em nossos sonhos, podemos receber mensagens muito proveitosas. Às vezes podemos encontrar inspiração nos sonhos da pessoa que amamos. Quer se trate do seu sonho ou do sonho de alguém próximo, os sonhos ocorrem para fornecer orientação. Não cabe a outros interpretá-lo ou dizer-lhe o que fazer. Só você pode captar o sentido e a mensagem de cada sonho, pois ele tem relação com você.

Margaret fala da importância de nutrir-se e de não se exaurir pela luta contra a doença. Eu me canso com todas as batalhas e guerras que as pessoas travam contra o câncer. É como dar poder ao fogo se tudo o que você faz é pensar sobre uma forma de controlá-lo. Quando ela parou de tentar vencer sua doença e começou a mudar seu comportamento para uma autonutrição, coisas boas aconteceram. Seu corpo sabe quanto tempo você passa lutando e quanto tempo passa nutrindo-se. Quando alimenta o corpo, a mente e a alma, dentro de você há crescimento e cura. A resposta da adrenalina para lutar tem o objetivo de ajudá-lo a fugir do fogo o mais rápido possível, mas você não pode passar a vida fugindo do perigo e esperar ser saudável. Mais do que pensar sobre os perigos do fogo dentro de você, procure imaginar que as chamas têm relação com a sua paixão pela vida, como uma vela queimando fulgurante. Sua possibilidade de sobrevivência aumenta enquanto há uma vela interior que arde. Quando deixa o fogo representar a sua paixão e não os perigos ou medos percebidos, você está realmente lutando por sua vida e não desperdiçando sua força vital lutando contra um inimigo.

Assim como Margaret fala de novas sementes, lembre que a vida trata de novos começos. Por isso, nunca pare de plantar e de cultivar suas sementes de vida, e embora o câncer possa ser visto como um fertilizante, lembre que ele ajudou Margaret a redescobrir sua paixão por uma vida plena.

Montanha Acima
Edwina Ford

Era um dia escaldante. No mês de julho, em Bishop, Califórnia, normalmente o clima é quente; nesse ano, parecia insuportável. Continuei sentada no meu Honda com ar condicionado por mais um segundo, evitando o calor externo. O enorme salgueiro enfrentava imponente o forno da Mãe Natureza, como o faziam as coreópsis e os lírios brancos no jardim-estacionamento na frente de casa. *Eu podia fazê-lo, já adiei demais, eu precisava me mexer.* Perdendo a batalha, abri a porta e pus uma perna para fora para apoiar-me no caminho de concreto e em seguida peguei rapidamente as compras no banco traseiro do meu Accord. Com um saco de mantimentos em cada mão, empurrei as portas francesas que davam para a minha pequena sala de estar em estilo cabana. A televisão estrondeava — homens e seus esportes. A cabeça calva de Tim mostrava tufos de cabelo novo, mais cinzentos do que eu lembrava. Ele parecia pequeno em sua grande poltrona reclinável marrom. O que os próximos cinco anos trariam? Essa pergunta me assombrava diariamente, e tenho certeza de que perseguia também a Tim. Meus olhos se voltaram para a TV e para as imagens de uma pitoresca cidade da França. Eu havia perdido a primeira etapa da Volta da França.

"Quem venceu?", perguntei.

"Lance — ven... - venceu", respondeu Tim. Seus olhos azul-cinzentos estavam marejados e vermelhos, mas com um mínimo de compostura, ele tentou novamente. "Lance venceu a primeira etapa da corrida. Você sabe que haviam dito a Armstrong que ele nunca mais voltaria a competir? Sua equipe anterior o abandonou enquanto ele estava em tratamento de quimioterapia — agora ele é o vencedor da primeira etapa!" Os lábios de Tim esboçaram um sorriso.

"Aposto que sua nova equipe está pulando de alegria neste exato momento", eu disse. Interiormente eu também pulava de alegria, tanto por Lance quanto por meu marido. Tim parecia cheio de vida aquela tarde, depois de uma longa sucessão de dias de abatimento em que fazia muito pouca coisa e não falava quase nada. Para ele, envolver-se com eventos esportivos pela televisão era um grande passo adiante. Isso era bom — muito bom.

"Ele terminou o percurso de 50 quilômetros. Foi muito cansativo. Um dia a menos e mais vinte dias pela frente." A voz de Tim se alterou e os olhos se encheram de lágrimas outra vez. Ele as enxugou. Foram poucas as vezes que vi meu marido chorar e não encontrar palavras.

Ele me seguiu até a cozinha, debruçou-se sobre os azulejos do balcão e continuou a falar do seu recente conhecimento sobre corridas de bicicleta: "Cada corredor é cronometrado individualmente. A corrida é de 50 quilômetros por ruas de cidades e por estradas do interior, e você pedala o mais rápido que pode".

Eu concordei. "Você está com fome?", perguntei.

"Não, obrigado."

Mesmo assim, dei-lhe uma maçã.

Ele correu para o telefone e ligou para o seu melhor amigo. "Ele venceu. Você está assistindo o *Tour de France*?"

Eu mordi a minha maçã crocante e lhe entreguei a que ele tinha deixado no balcão. Ele a pegou distraidamente, concentrado na ligação telefônica. Talvez ele a comesse.

Ele desligou o telefone, virou-se para mim e disse: "Talvez eu sobreviva ao câncer e volte a andar de bicicleta", e enxugou outra lágrima que corria.

Na manhã seguinte, um som sussurrado vindo da sala de estar me despertou. Eu havia tido uma ótima noite de sono, mas o lado de Tim estava frio. Coisa bastante comum; ele provavelmente dormiu na sua cadeira preferida, pensei, enquanto andava na ponta dos pés até a cozinha para preparar o café. Sim, ele estava lá, na sua cadeira surrada, olhos fixos no televisor.

"O que você está vendo?"

"O *Tour*."

Ele estava sentado com uma xícara de chá fumegante. E assistir ao *Tour* é o que ele realmente fazia — a nova rotina de verão de Tim consistia em levantar-se às cinco e meia todas as manhãs para assistir à transmissão ao vivo do *Tour de France*, acompanhando cada momento das três ou quatro horas de cobertura do esforço dos ciclistas para vencer as colinas e vales da França. Os dias passavam despercebidos. Na manhã de 14 de julho, a transmissão da etapa do dia havia acabado. Eu comentei: "Você vem acompanhando bem de perto esse Lance Armstrong".

"É muito frustrante", disse Tim, concordando e olhando para a televisão. "Armstrong está entre os cinco primeiros dentre 180 participantes, e tudo o que o *Tour* consegue nos jornais, e este também, são pequenas notas na página 3 ou 4 da Seção de Esportes." Ele sacudiu a cabeça, piscando contra a luz do deserto do meio da manhã que entrava pela janela da sala de estar. Eu me sentei diante dele, no meu sofá estofado, forrado com tecido floral, remexendo o meu café enquanto ele bebericava seu chá, ainda sacudindo a cabeça em sinal de frustração.

De repente, colocando a xícara na mesa próxima, ele olhou para mim. "Sabe de uma coisa? Vou fazer uma tentativa. Vou ver se consigo mudar isso." Tim saiu da sala; eu o ouvi remexendo papéis antigos e pouco depois voltando com um pedaço de papel com um número rabiscado. Ele limpou a garganta, tomou um último gole de chá morno e começou a discar. O que ele estaria inventando?

Ele ficou esperando uma resposta do outro lado, com uma cópia do *USA Today* na mão, olhos fixos na diminuta impressão de uma história. "Alô? Sim, eu gostaria de falar com seu editor de esportes, senhor..." — ele olhou para o jornal novamente — "Sal Ruibal." Seus olhos esbugalharam de surpresa. "Querida, estão me pondo em contato. Não posso acreditar", disse ele, soltando o jornal e pegando a minha mão. Sua mão estava úmida e tremia involuntariamente quando ele se identificou para o editor de esportes. Respirando profundamente para controlar os nervos, ele se apresentou e passou a explicar por que estava telefonando. "Embora muitos americanos talvez não sejam fãs do ciclismo, muitos se debateram com o câncer. Eu gostaria de ver a história de Lance Armstrong contada de uma perspectiva humana, ou da perspectiva de um sobrevivente de câncer. Acho que outros leitores também gostariam disso." Tim pôs todo o seu coração e toda a sua alma nessa chamada telefônica, falando rápido para prender a atenção do editor de esportes. Ouvi Tim expor sua ideia. Depois de certa hesitação, ele continuou: "Sou uma vítima de câncer. Esse gênero de história seria uma inspiração para mim e para milhares de outros pacientes de câncer. Seria um retorno memorável para esse ciclista talentoso". Ele ouviu a resposta do editor, assentindo com a cabeça por um momento antes de agradecer-lhe o tempo dedicado e colocar o telefone no gancho. "Puxa! Ele disse que vai fazer uma pequena pesquisa para então tomar uma decisão."

No dia seguinte, meus pensamentos corriam soltos quando partimos para uma viagem há muito planejada, sacolejando pela estrada de terra batida até o nosso local de acampamento preferido. A caminhonete vermelha e o nosso *trailer* de seis metros acumulavam poeira espessa à medida que penetrávamos na floresta para uma experiência de quatro dias numa região isolada.

Finalmente chegamos ao nosso destino. Pinheiros altos e belos, alguns retorcidos, outros unidos na base, elevavam-se acima de nós ao explorarmos a campina da porta do trailer. Tim quebrou o silêncio com um suspiro ruidoso, impaciente. "Acho que vou ter de esperar até segunda-feira para saber se o meu telefonema produziu efeito. Espero poder encontrar um jornal de sexta-feira na segunda." Ele olhou para as árvores um pouco mais demoradamente. "Espere, Tom e Terri vão estar aqui amanhã. Talvez possam comprar um exemplar na vinda para cá." Ele retirou o celular da cintura e subiu numa pequena elevação a uns duzentos metros de distância. Do acampamento, ouvi um eco, "Sim!"

Ele veio ao meu encontro sorridente, "Tom vai me trazer um exemplar do *USA Today*."

Na sexta-feira, pelas seis horas da tarde, o som de um motor diesel chamou a nossa atenção. Tom e Terri estavam chegando. Ficamos esperando enquanto a caminhonete branca e o *trailer* se aproximavam envoltos por uma nuvem de poeira. Vimos Tom quase gargalhando. Ele agitava um jornal pela janela do motorista no momento em que freou na frente do acampamento. Com o motor ainda ligado, ele disse: "Aqui, leia isso". Tim pegou o jornal. Na manchete da primeira página do *USA Today*, edição de 16-18 de julho, nós lemos: "Ele Deixou o Câncer para Trás". Ao lado do artigo estava impressa uma grande foto de Lance Armstrong, os dentes cerrados na difícil subida dos Alpes. Sim! O senhor Ruibal publicara uma grande história, uma história que serviria de inspiração para pacientes de câncer em todo o mundo. Lendo a história, os olhos de Tim lacrimejavam; e também os meus. Então, como uma criança na manhã de Natal, ele saltou com um grito de alegria. "Nunca pensei que sequer falaria com o editor de esportes quando fiz aquele telefonema; mas isto... não consigo acreditar."

Na segunda-feira de manhã, de volta ao seu salão de barbeiro, Tim mencionava a cada cliente o artigo publicado no jornal. Ouvindo suas histórias, acabei me tornando bisbilhoteira. Ouvi um dos clientes dizer: "Tim, como você vai coroar isso?"

Ele respondeu: "Eu gostaria que um dia Lance Armstrong autografasse o meu exemplar dessa edição".

Lance Armstrong acabou vencendo o *Tour de France* de 1999 e mais seis outras, e a cada vitória a história desse corajoso sobrevivente de câncer se tornava mais inspiradora. Em que medida o telefonema hesitante de Tim ajudou a tornar conhecido o nosso jovem herói americano?

Nunca saberemos, mas Tim gosta de pensar que ele fez uma pequena diferença na divulgação da história de Armstrong ao nível seguinte. Quanto a mim, gosto de acreditar que meu marido também fez diferença.

O sol brilha através da janela na nossa nova casa. Montanhas pitorescas com picos cobertos de neve pintam uma paisagem deslumbrante. Aposentados, morando numa propriedade de um hectare, nós nos entregamos à tranquilidade da nossa nova vida.

Hábitos antigos são difíceis de romper, e ainda andamos em nossas *mountain bikes*. Outro dia, enquanto pedalávamos, Tim se virou para mim e disse: "Eu me sinto ótimo. Sobrevivi ao câncer".

"Sim, você sobreviveu", pensei, e acelerei para diminuir a distância entre nós.

REFLEXÃO DE BERNIE

*Não se trata de chegar em primeiro lugar, mas de
terminar o que se começa.*

No início da sua história, Edwina oscila entre a decisão de permanecer no carro com ar condicionado ou enfrentar o calor causticante. Ela usa a frase "perder a batalha" para expressar o conflito interior entre o simples desejo e a necessidade de fazer alguma coisa. Edwina imagina o que os cinco anos seguintes trarão. Ninguém sabe com certeza o que esses anos trarão. Ao deparar com o desconhecido, você tem uma escolha: pode antecipar possíveis infortúnios ou pode optar por ser feliz. Os otimistas vivem mais tempo, e têm vida mais saudável, mesmo que tenham menos contato com a realidade do que os pessimistas. Vivendo um dia de cada vez, você está zelando pelos cinco anos seguintes, como mostra o pequeno poema que transcrevo:

Eternidade
Pedem-me que eu me prepare para a eternidade
Como preparar-me?
Onde vou passá-la?
Questões interessantes para filósofos
Não tenho esse problema
A eternidade não me preocupa
O que me preocupa é o hoje
Se consigo controlar o hoje
A eternidade cuidará de si mesma
Pelo que dela sei, a eternidade
Não pode ser tão complicada como o hoje
Quando a eternidade chegar
Eu a viverei um dia de cada vez

O marido de Edwina, Tim, descrevia-se como "vítima do câncer". Bem, vítimas e perdedores não têm muitas opções ou esperança para o futuro. Mas Tim afastou-se da ideia de ser vítima tomando a iniciativa de telefonar para o jornal e pedir para falar com o editor. Ele parou de se caracterizar com um rótulo negativo e, portanto, de ver seu futuro com base nesses rótulos. Tim foi além ao falar sobre sua experiência e seu sofrimento. Ele quis ajudar outras pessoas que estavam passando pelo que ele já vivera. Ele não se sentou e ficou lamentando sobre o que o jornal ignorava; ele aproveitou a oportunidade.

Quando age movido pelo amor, você ajuda a curar a si mesmo e dá mais sentido à sua vida. Se o próprio editor de esportes tivesse passado por um câncer, não teria sido necessário um telefonema para despertá-lo. Quando você se comunica com outras pessoas, elas podem avaliar e compreender o que você está passando. Isso as ajudará a sair da própria cabeça e a entrar em seus sentimentos. É por isso que os grupos de apoio aos doentes de câncer são tão benéficos. Os que participam desses grupos estão vivendo a experiência de ter câncer e podem ouvir e orientar outras pessoas para um lugar de paz e entendimento do comportamento de sobrevivente.

Acredito que a sobrevivência de Lance Armstrong deve-se em grande parte ao fato de ele ser atleta. Não estou dizendo que sua sobrevivência tem relação com o seu condicionamento físico; ela tem relação com o seu condicionamento mental. Ele sabe o que todos os atletas devem saber: para ser vencedor, você precisa visualizar o sucesso e apresentar-se para a prática. Ele é um participante ativo que sabe muito bem o quanto sua atitude é importante para chegar ao resultado desejado ao competir com o câncer.

Quando sobe na sua bicicleta, Lance sabe que pode ser vencedor. Isso se chama fé e esperança. Quando Tim diz: "Talvez eu sobreviva e volte a andar de bicicleta", ele é inspirado a ter esperança novamente.

Deixe-me concluir com um aspecto importante de sobrevivência da vida, demonstrado por Tim. Sim, ele fez diferença. Você e eu também fazemos diferença, e é isso que nos torna imortais. Quando realizamos algo que contribui com os outros, é como plantar uma semente que continuará a produzir flores para sempre. Assim nossos atos de compaixão e amor continuam para sempre. Como disse um jovem com AIDS: "O mal não é a doença, mas não responder com compaixão à pessoa que tem a doença". Tim mudou a resposta do jornal e, através dele, o mundo.

Você pode fazer diferença com um sorriso, com uma palavra gentil, com um ato. Eu costumo distribuir bótons que dizem, "Você Faz Diferença" às pessoas que vejo agindo de modo cordial com os outros. Você pode fazer isso com palavras ou pode levar no bolso cartões com essas palavras impressas e ajudar pessoas a sobreviver. Como diz Lance: *"Livestrong"*.*

---

* *Livestrong*: nome de uma campanha para ajudar jovens com câncer. [N. do T.]

Liberdade II
Laura Parisi King

Meu marido, Ed, e eu tivemos infâncias bem diferentes. Desde os 3 anos de idade, Ed sonhava em velejar, praticar mergulho com escafandro e morar no seu próprio barco. A minha infância no Brooklyn não incluiu navegação nem mergulho. Um dia de diversão na água na minha casa consistia em meus pais conectarem um pequeno esguicho numa mangueira de jardim no quintal de cimento e deixarem que meu irmão, minhas duas irmãs e eu nos revezássemos em atravessar a água que esguichava. Para variar, às vezes pendurávamos o esguicho no aro de basquete fixo na garagem e deixávamos a água cair sobre nós em forma de chuva.

Não, nossas infâncias não foram iguais, absolutamente. Ele ia velejar. Eu jogava *stoopball*. Ele praticava mergulho com escafandro. Eu jogava *box baseball*. Eu era uma garota do Brooklyn. Esportes aquáticos quase não faziam parte da minha vida. Assim, qual foi a minha reação quando ele comunicou seu sonho de morar num barco e me perguntou se eu o acompanharia? Desnecessário dizer, fiquei espantada. Por que mudar meu estilo de vida de marinheiro de água doce para um modo de viver que me era não só desconhecido, mas totalmente assustador?

Passei meses hesitando sobre a decisão a tomar. Finalmente, com grande apreensão, resolvi que acompanharia Ed em sua jornada. Insanidade temporária? Talvez. Fiz isso por amor? Pela aventura? Pelo desafio? Acho que foi por tudo isso. De modo especial, decidi seguir esse caminho porque sabia que se não o fizesse, passaria o resto da vida imaginando o que eu havia perdido. Esse era o tipo de convite que só se recebe uma vez na vida. Eu teria de ser desmiolada se não aproveitasse a oportunidade de pelo menos tentar. O pior que poderia acontecer seria eu descobrir que se tratava de um modo de vida horroroso, registrá-lo como experiência e voltar à minha velha rotina. O melhor que poderia acontecer seria eu encontrar a coragem de desafiar a mim mesma, expandir as minhas experiências de vida e ver e fazer coisas de que poucas pessoas têm a oportunidade de participar.

Ed comprou um veleiro catamarã de 32 pés, a que deu o nome *Liberdade II*, em sequência ao seu barco anterior, *Liberdade*. Mudamo-nos para bordo no verão de 1992. Moramos no *Liberdade II* durante cinco anos inteiros e navegamos 21 mil milhas, desde o porto de origem na Marina Timber Point, Long Island, Nova York, até os recifes de coral de Florida Keys e as Bahamas.

Não me apaixonei pelo novo estilo de vida de imediato. Não sei quando aconteceu, mas em algum momento durante a viagem substituí a minha ansiedade por apreciação, a minha preocupação por admiração e o meu medo por divertimento. Isso não significa que me transformei na senhora Ima Boater. Eu ainda passava por muitos momentos em que não conseguia relaxar por medo do que teríamos de enfrentar. Entretanto, descobri que as minhas ansiedades se abrandavam à medida que eu aprofundava os meus conhecimentos sobre o barco, sobre a água e sobre as minhas próprias habilidades.

Viciei-me na emoção e na aventura de ser uma coisa só com a natureza. Eu adorava observar os reflexos na água no alvorecer das manhãs, antes que outros barcos encrespassem a superfície. Eu usufruía a quietude plácida depois da agitação do dia. Nós nadávamos com golfinhos, afagávamos peixes-boi. Adormecíamos aos diferentes sons de bacuraus, javalis e jacarés dando rabanadas na beira da praia.

Como acontece com muitas coisas na vida, com os bons momentos chegavam também alguns maus. Às vezes enfrentávamos tempestades medonhas, víamos barcos (inclusive o nosso) soltar a âncora e ser arrastados nas primeiras horas da manhã, e também tivemos o nosso barco (nossa casa) assaltado. Bêbados colidiram com o *Liberdade II* às duas horas da madrugada e uma cobra de um metro e pouco nos pregou um susto no meio da noite. Essas experiências "ruins" foram exatamente as que nos desafiaram e nos ajudaram a amadurecer como marinheiros e como pessoas.

A bordo do *Liberdade II*, cada dia era uma imersão total no mundo real com circunstâncias sobre as quais Ed e eu não tínhamos controle, mas que precisávamos enfrentar. Diante de uma crise, não havia tempo para nos perguntar: "Podemos fazer isso?" ou "Podemos lidar com isso?" Simplesmente fazíamos o que era preciso fazer, e assim agindo descobríamos do que éramos feitos. Essa experiência desenvolveu a confiança em mim mesma e me ensinou que posso enfrentar os desafios da vida.

Eu mal sabia que as lições que aprendi enquanto vivemos e viajamos a bordo do *Liberdade II* seriam inestimáveis para preparar-me para o que viria — minha luta contra o câncer. Velejando, aprendi a aquietar-me. Antes de me adaptar à vida numa embarcação, eu vivia num mundo de refeições rápidas, fotos instantâneas, fornos de micro-ondas, faxes, discagem rápida e faixas de tráfego expresso. Eu precisava estar em movimento, fazendo, indo. Eu não imaginava aonde ia ou o que precisava fazer, mas estava firmemente decidida a chegar lá e fazer. Aqueles anos viajando num barco a vela me ensinaram a reduzir esse ritmo e a desfrutar o momento presente.

Movido a vela ou a motor, o *Liberdade II* navegava a uma média de seis nós. A essa velocidade, eu tinha o prazer de sentir o mundo que passava por mim, ou mais precisamente, pelo qual eu passava, flutuando com elegância em seu ambiente natural. Quantas pessoas terão em sua vida essa oportunidade? Que lástima teria sido passar por ela às pressas.

A vida com câncer literalmente afasta o vento das suas velas. Ele faz você desacelerar. É uma vida de espera. Espera de exames de sangue. Espera de ressonâncias magnéticas. Espera de resultados. Espera para que os efeitos da quimioterapia passem. Espera para se sentir melhor. É como usar velas num mundo cheio de barcos a motor. O mundo corre, e alguns dias a gente sente como se não fizesse parte dele. Não sei como eu teria lidado com a espera, se não tivesse passado cinco anos a bordo do *Liberdade II*. Aprendi a ter paciência ao enfrentar as forças que estavam além do meu controle. Aprendi que eu era capaz de medir-me com a adversidade mais do que jamais poderia imaginar.

O ato de navegar, como o câncer, é constituído de altos e baixos. Num dia o sol brilha, o vento está em perfeitos 10 a 15 nós e a corrente impele a embarcação calmamente pela rota marítima. No dia seguinte chove, o vento impulsiona a 35-40 nós e o mar se torna turbulento e revolto. Ed e eu precisávamos estar dispostos a ajustar nossas velas, traçar um curso diferente e mudar o nosso porto de chegada. Precisávamos saber quando era prudente buscar um porto seguro, ancorar o barco e esperar um tempo melhor.

A vida com câncer não é diferente. Há dias bons e dias ruins. Alguns dias eu era só energia. Eu sabia que eram dias propícios para fazer as tarefas domésticas. Eram dias para lavar roupa, ir ao supermercado, encontrar as amigas e aproveitar as condições favoráveis. Outros dias eu precisava lançar as minhas âncoras e esperar que a tempestade passasse. Eu precisava ceder e aconchegar-me no sofá, dormir, pedir ajuda a outras pessoas e esperar até me sentir melhor.

A lição mais valiosa que a navegação me ensinou sobre viver com câncer é que os maus momentos, como os bons, vêm e vão. E embora os maus momentos sejam assustadores, e dolorosos de suportar, eles ocorrem para nos ajudar a aprender e a crescer. Os dias mais ameaçadores a bordo do *Liberdade II* são os que relembro com maior orgulho, pois sei que tive coragem, mantive-me forte e sobrevivi.

REFLEXÃO DE BERNIE

*Reúna uma tripulação que o ajude a
navegar pelo mar da vida.*

Navegação, câncer e vida são todas experiências muito semelhantes. Como Laura diz, os tempos ruins vêm e vão e nos ensinam a crescer de modo saudável. Da sua vida no mar, Laura obteve coragem e confiança em si mesma e descobriu que podia lidar com os desafios que se apresentam. Ela aprendeu a prosseguir com mais vagar e a apreciar cada momento. Quando o câncer afastou o vento das suas velas, ela se firmou nessa paciência e numa vida em ritmo mais lento para atravessar os momentos angustiantes de espera. A vida é uma jornada, e às vezes você precisa confiar em si mesmo e remar para poder sobreviver e chegar a um porto seguro. Às vezes você pode confiar no vento ou nos tratamentos para que o levem através de águas turbulentas. Você também pode recorrer às pessoas que lhe são próximas.

Certa vez um médico com câncer me deu um desenho dele e da esposa navegando. As mãos dele seguravam a cana do leme e a vela; a esposa estava sentada um pouco afastada. As linhas do barco passavam sobre o corpo dela. Isso simbolizava que ela estava atada e sem condições de decidir sobre a direção a seguir. Três pássaros negros desanimados, representando os filhos, e uma pequena toninha, seu símbolo espiritual, olhando para a escuridão, também faziam parte da paisagem. Expus a ele a minha teoria sobre esse desenho, e ele começou a mudar. No desenho seguinte, ele e a esposa apareciam sentados lado a lado no barco, aproveitando a viagem. A paisagem era toda colorida, os três pássaros estavam com as asas erguidas e uma toninha, agora gigantesca, olhava para o sol.

O nome do barco ressoa em mim como uma mensagem importante: todos nós temos a *liberdade* de ser quem queremos ser e de viver a vida que queremos viver. Não desperdice experiências da vida por medo. Arrisque-se e tente algo novo, a exemplo de Laura. Laura diz que tanto os momentos ruins como os bons vêm e vão. Com o câncer, haverá dias ruins, mas aguarde e desfrute também os bons. Embora os maus momentos sejam assustadores, aprendemos com eles e crescemos. A viagem pelo mar da vida pode às vezes ser acidentada, mas somos os capitães do nosso navio e os mestres do nosso destino. Temos a bússola da nossa vida nas nossas mãos e decidimos o curso que o navio deve seguir.

Fases da Lua

Helen Sears

Sem a manifestação do câncer de próstata do meu marido, eu me encaminharia para a velhice não apenas só, mas também estagnada. Eu me tornaria gentil, solícita, mas seria a carapaça de uma pessoa incapaz de oferecer outra coisa senão uma conversa agradável. E assim também ele. Luas novas eternas tendo como centros sombras e contornos imprecisos.

Um mês antes do exame que revelou um PSA elevado, eu tive a premonição de que em pouco tempo ele enfrentaria algum problema sério. Quando ele me pediu que voltasse para casa depois de três anos de separação, não hesitei. Algumas coisas continuavam iguais — o calor do seu corpo ao longo do braço debaixo do mesmo lençol, os pelos do peito cinzentos e encaracolados no chuveiro, sua exuberância incansável ao planejar um jantar, o estado de repouso tranquilo ao avaliar problemas como um casal, e não como uma figura solitária enfrentando o caos da vida. Outras não eram perfeitas. Meu marido mantinha-se distante, ainda que gentil, nossas conversas resumindo-se a frases curtas entre obrigados e boas-noites. Mas seus olhares sombrios e dias de silêncio haviam passado.

Nós nos havíamos amado cosmicamente nos anos antes da separação. Agora precisávamos dos pequenos e insignificantes detalhes da vida diária — a salada misturada e os ovos mexidos da existência em comum. E eu me perguntava que forma assumiria em seguida sua teimosia, parte de um vigor confiante que o acompanhara durante décadas de vida empresarial, mas que quase custara o nosso casamento.

Depois do seu afastamento do trabalho quinze anos antes, um artifício político ignóbil arquitetado por colegas de escalões superiores que alterou por completo os campos eletromagnéticos ao nosso redor, eu havia tentado todas as táticas imagináveis para reintroduzir em nossa vida a alegria e o afeto. Foi como usar minhoca para atrair um salmão.

Esse afastamento tivera seu próprio ciclo — no início constrangido, depois muito amável, em seguida irritadiço. Ele valorizava a relação enfermeira-paciente no período imediato aos acontecimentos, mas não tinha tolerância para com a anfitriã insolente que eu me tornara. Eu não tinha nada a oferecer além de refeições, superfícies envernizadas e roupas lavadas. Doze anos acomodando as coisas e preparando seus molhos preferidos não ajudaram em nada.

Nesse processo, ele descobriu que o meu instinto provedor não tinha limites racionais, preso que estava a uma necessidade desesperada de agradar e conciliar, originária de uma infância devastada. Inconscientemente, ele montou um arsenal de comentários e olhares aguçados — lâminas, brocas e grosas que mantinham minha assistência estropiada acuada e protegia sua caverna de desespero, mas que também reduziram o nosso casamento a serragem. Eu parti.

Sempre que falávamos ao telefone ou pessoalmente numa de suas viagens de negócios ao continente, eu me sentia perplexa ou triste diante do que restara — um afeto embaçado por um velho amigo que havia mudado. Aqueles anos em que vivi num apartamento barato e aconchegante foram simples e seguros, mas ao mesmo tempo angustiantes. Nas manhãs de sábado, eu ia até um parque, sentava no meio de um jardim de rosas e chorava.

Duas semanas depois de voltar para a nossa casa no alto de uma colina, e exausta por antecipação, acompanhei meu marido à consulta médica. Precisei de 43 minutos para ficar anestesiada com as cores mudas da sala de espera, embotada por cantores populares em gravações acompanhadas por violinos cujo som se espalhava por todos os cantos e corredores como um bando de garças brancas num lago. Eu ficava me perguntando quanto tempo era em geral necessário para que um médico comunicasse os resultados de uma biópsia. Quando meu marido finalmente saiu do consultório, ele trocou um aperto de mãos com o urologista com a postura atenciosa que os anos de empresa haviam refinado. Enquanto ele me entregava os exames e alguns panfletos, eu me voltava para os sinais de saída indicativos do estacionamento e tentava desanuviar a cabeça o suficiente para lembrar onde havíamos estacionado.

Ele manteve silêncio até chegarmos à metade do caminho que leva ao Haleakala, o vulcão adormecido que deu vida à ilha e continuou a definir a paisagem. Então ele pendurou as chaves em nossa casa em Makawao, serviu-se de quatro dedos de *scotch* e subiu para o seu estúdio, um padrão imutável há anos. Eu peguei uma faca e a tábua de cortar para preparar o jantar.

Não tínhamos o costume de discutir os fatos no momento em que aconteciam. Éramos incubadores. Eu lavei e sequei o peixe, e coloquei algumas postas na frigideira. Ele me relataria a consulta com o médico durante o jantar, antes de tomar seu terceiro copo de vinho e adormecer no sofá.

Ele entrou na cozinha enquanto eu fritava o peixe. "O jantar ainda não está pronto", eu disse, e concentrei-me em inserir as espátulas de madeira sob as postas para virá-las inteiras.

"Ele quer operar. Recomendou terça-feira que vem."

Olhei para ele. Suas mãos pendiam no lado do corpo, curvadas em ângulos esquisitos, como se fossem se desprender, e fiquei imaginando como ele havia descido um lanço de escadas e ainda se mantinha como uma peça inteira.

Soltei as espátulas e ousei tocar seu braço. Parecia quente, como se tivesse ficado exposto no sol. "Qual é o nosso próximo passo?"

Ele me mostrou o que o urologista lhe entregara — um maço de papéis, todos cópias de fax feitas há décadas, mais ou menos na época do nosso casamento. Eu os aproximei do nariz e cheirei. Nenhum odor mais agradável. "E ele disse o que esses papéis...?"

"'As estatísticas não mudam.'" Ele experimentou o tempero da salada com o dedo e sorriu de um modo que iluminou todo o seu rosto, uma luz que se projetou do fundo da nossa tristeza e iluminou a sala como o fulgor da manhã. "Vou pesquisar na Internet."

Enquanto eu descascava um nabo mexicano com movimentos largos e regulares, ele consultava alguns *sites* e descobriu que os pacientes eram incentivados a ser seus próprios advogados, que havia tantas abordagens e ideias sobre o câncer de próstata que não era possível estabelecer um padrão único para todos os afetados. Nessa noite fiquei acordada durante muito tempo. Passaríamos por isso juntos. Câncer, o grande unificador.

Ele precisou fazer vários exames, inclusive uma cintilografia óssea, que revelaria se o câncer havia se espalhado por metástase. Não havia — por um fio de cabelo. Para celebrar, ele me levou para jantar fora e pediu uma salada *Caesar*, saudando e brindando o garçom que a preparou na nossa frente. Enquanto um sol avermelhado se esparramava na água ao nosso redor, uma brisa levantava meus cabelos entre as garfadas.

No dia seguinte, ele pediu para ver um oncologista, um médico que poderia discernir melhor entre a necessidade ou não de cirurgia e oferecer um leque maior de opções. Foi então que conhecemos o dr. Bobby Baker, recém-chegado do Sloane-Kettering Cancer Center com uma quantidade enciclopédica de informações e uma máquina de radiação de imagem em 3-D que poderia focalizar apenas a próstata e não os tecidos adjacentes, eliminando assim a maioria dos efeitos colaterais.

Durante vários meses antes de começar os tratamentos de radiação, Murv tomou Lupron, um poderoso bloqueador de toda testosterona, da qual o câncer de próstata se alimenta. A droga contraiu a próstata para torná-la um alvo mais fácil, mas também transformou Murv num eunuco. À medida que seu abdômen crescia pela falta do hormônio masculino, seus olhos ficavam ofuscados com círculos cada vez mais enegrecidos e sua pele se tornava descorada.

Quando sozinha, eu contorcia as mãos, mas quando estava com ele, mantinha uma presença animada. Continuei a colocar ramalhetes de flores frescas na mesa de jantar, mas era o jacarandá áspero e nodoso no quintal que eu admirava. Ele rangia e balançava ao vento constante, sempre parecendo uma obra de arte em movimento.

Nós não competíamos mais para ver quem aborrecia mais o outro. Nós nos tornamos uma unidade coesa, enfrentando um inimigo comum. Eu limpava a casa inteira. Cada cômodo, gaveta e parede sentia a minha ira pela doença invisível que invadia o meu marido. E todavia, em poucas semanas, o meu papel passou a ser o de espectadora.

Murv nunca parou de trabalhar, ou de beber, durante os 39 tratamentos, mas foi ficando cada vez mais cansado. Ele ainda se levantava antes de o sol nascer, ia para o escritório por volta das seis e meia e trabalhava até as cinco da tarde. Pelo seu modo de agir, poder-se-ia dizer que havia recebido uma atribuição especial e fora prevenido de que qualquer mudança de procedimento prejudicaria os resultados.

Ele rejeitou todas as sugestões para modificar seus hábitos alimentares. Apesar de toda a literatura lhe dizer para comer porções pequenas ao longo do dia e o mínimo de fibras possível, ele continuou pulando o café da manhã e o almoço, e bebendo antes do jantar, normalmente constituído de uma porção de purê de batata ou de arroz com o quer que tivéssemos. Eu sabia que ele se apegava à rotina como prova e testemunha silenciosa de que nada mudara.

Nesse meio-tempo, porém, seu sarcasmo se dissipou — ele não caçoava mais de mim quando eu chorava durante um filme; ao contrário, ele agora aceitava lenços de papel. Ele começou a observar pequenas coisas, odores agradáveis, gentilezas. Ele começou a dizer "obrigado".

Na verdade, tornou-se um fascínio observar as camadas de influência da testosterona se desfazendo. Eu ficava me perguntando que comportamentos e reações eram meu marido e quantos eram substâncias químicas produzidas pelo corpo, e o que havia debaixo de todo aquele machismo induzido pela natureza e pela cultura. E que partes dele permaneceriam e se eu reconheceria alguma delas. Eu cozinhava e limpava, mas também fazia yoga, desenrolando minha esteira púrpura com gestos que fariam chegar bem longe uma pedra lançada sobre a superfície da água.

Três meses mais tarde, ele se aposentou, e então tentou fazer um seguro de vida, uma vez que perdera a cobertura do seu grupo empregador. Para nossa surpresa, ninguém aceitou qualquer proposta. Os vendedores pegavam os relatórios médicos e apontavam para os números: ele percebia que suas dosagens de radiação eram as mais altas já dadas a seres humanos? Espantavam-se por ele não ter ficado de cama nas últimas semanas de tratamento.

Somente então ele se sentou e estremeceu, e saboreou ao máximo cada gole de café. A taxa de crescimento "moderadamente agressivo" que a escala Gleason indicava nunca representara nada de concreto, apenas gargalhadas fantasmagóricas. Vinte anos antes, os médicos haviam dito ao seu pai que o câncer de próstata que o afetava se aquietaria nos bastidores enquanto alguma outra doença o mataria — ele sofreu um ataque cardíaco fatal quatro anos depois.

Aí estava ele — nem o diagnóstico nem o tratamento do câncer serviram como despertador — nem mesmo as fotos pálidas de Murv tiradas durante aquele período. Mas a tentativa de conseguir um seguro — procurando sustentar uma vida vazia como se nada tivesse acontecido — isso nos fez despertar.

Sem um seguro substancial não conseguiríamos recursos suficientes para cobrir o saldo de nossa hipoteca, por isso aprendemos a viver sabendo que um de nós perderia a casa se o outro falecesse. No processo, tivemos de nos desapegar da "casa" como lugar específico e do ninho emocional aconchegante que haviam sido nossos primeiros anos de casamento.

Essa não foi a única renúncia. Agora questionávamos tudo o que nos havia parecido importante, mesmo o nosso querido *jazz*. Isso também fizera parte da nossa polidez insensata, ou teve profundidade suficiente para fazer parte do novo território que explorávamos? Estávamos numa paisagem inteiramente nova num mar não mapeado. Nem o mínimo de uma planta ou flor que havíamos anteriormente colhido e levado para as nossas vidas sobreviveu em sua cor e matiz originais.

A reaproximação levou tempo, ou melhor, tornou-se um processo contínuo, uma vez que os nossos caminhos agora normalmente seguem direções separadas com novos interesses e desafios. Ao mesmo tempo, quando conversamos, terminamos as reticências um do outro.

E, enquanto nos vemos envelhecer — quando temos tempo de perceber entre nossos interesses pessoais, nossas refeições ruidosas ou silenciosas (agora baseadas principalmente em produtos naturais, sem álcool), o toque do cabelo ou do braço um do outro à chegada do sono — agradecemos cada novo dia da nossa vida juntos. Mas mais do que disso, sabemos também que o que quer que o envelhecimento envolva — bem como a sobrevivência de um depois que o outro se for — as transformações que ocorreram devido ao câncer manterão as descobertas e celebrações em andamento.

Enquanto isso, nunca rimos e gargalhamos tanto. E dançamos debaixo de cada lua cheia, aquela fatia da noite transformada em prata por um fogo invisível.

REFLEXÃO DE BERNIE

*A vida é como a lua. Há momentos de escuridão,
mas também momentos de plenilúnio e luz.*

Eu gostaria que mais pessoas fossem agradecidas pela lua cheia da vida sem precisar passar pela experiência de um câncer. Sei que nossas feridas podem nos ajudar a crescer e as adversidades podem ser nossos professores.

Helen conta como o diagnóstico de câncer ajudou a ela e a seu marido a se reaproximarem e levou a uma redescoberta de sua capacidade de amar e de se alegrar. Há muitos livros e artigos que mostram que pacientes de câncer com senso de humor e com capacidade de rir sobrevivem mais, estatisticamente. Nossa mensagem interior nos diz que amamos a vida e que por isso devemos resistir à doença.

Helen menciona o hábito de beber de Murv. Penso que os vícios são uma busca daquilo que a criança em nós nunca recebeu de maneira saudável. Assim, procuramos drogas, comida e álcool como recompensa e para aliviar a dor da nossa infância. Mas trabalhando essa dependência e curando essa dor, eles foram capazes de curar também o seu relacionamento.

Devemos lembrar que os relacionamentos podem ser uma provação e uma luta. Eles exigem que as duas pessoas envolvidas criem uma terceira entidade, a relação, que não se baseia em necessidades individuais. Devo acrescentar que os médicos também precisam compreender isso e desenvolver relações com seus pacientes para que a experiência da doença seja tratada junto com o diagnóstico. Quando o médico de Murv diz que as estatísticas não mudam, ele não está se relacionando com pessoas. As estatísticas podem nos ajudar a fazer escolhas, mas cada paciente é um indivíduo e precisa ser tratado como tal. Os médicos precisam ouvir seus pacientes, e nós precisamos ouvir os membros feridos de nossa família e ajudá-los a fazer as escolhas certas. Então nos tornamos uma unidade e trabalhamos juntos. Quando Helen usa a palavra "incubadores", isso me assusta. Se incubamos silenciosamente nossos sentimentos, talvez nunca aprendamos a curar.

O que nos desperta é a aceitação da nossa mortalidade ou uma ameaça a ela. Então vemos um novo mundo. Como Helen menciona, Murv começou a observar pequenas coisas. Essas coisas estão sempre diante dos nossos olhos. Por isso, lembre-se de tirar um tempo para observar a beleza do mundo e da criação. A lua cheia se torna uma vista grandiosa e as flores e os animais são um prodígio a se admirar.

Helen termina sua história com algumas palavras importantes. Precisamos compreender que a vida implica transformação incessante e sempre novos recomeços. Ela diz: "E dançamos debaixo de cada lua cheia, aquela fatia da noite transformada em prata por um fogo invisível". Lute para ser a luz do sol durante o dia e a lua cheia à noite para si mesmo e para as pessoas que você ama.

Abrindo-se para a vida
Kathie Deviny

O s remédios atuais contra a náusea são muito eficazes e eu tenho uma constituição muito saudável; por isso, nos dias seguintes ao tratamento do câncer no seio, eu normalmente tinha energia suficiente para trabalhar meio período, cuidar um pouco do jardim e dar continuidade ao que eu chamava de minha "nova vida". Eu estava planejando deixar para trás a estafa e a tensão, o esforço e a luta de que o meu tumor se alimentava, e dedicar-me às coisas que ele odiava — criatividade, movimento, luz do sol, alegria e paz. Eu me empenhava em preparar o equivalente espiritual de um coquetel quimioterápico.

Ao receber o diagnóstico, a sensação foi de que meu corpo havia me traído. À noite, meus sonhos eram cheios de bombas, explosões e campos minados. Eu imaginava que o tumor havia entrado em erupção no meu peito e que a lava fluía para meus nódulos linfáticos, onde entrava em erupção novamente. Quem sabia para onde ele se dirigiria em seguida? O primeiro passo na minha nova vida era negociar a paz com o meu corpo.

Uma vez adaptada à rotina da quimioterapia e resignada com a perda do cabelo, resolvi acrescentar à minha nova vida uma aula de yoga de que eu ouvira falar. Uma organização de Seattle chamada Cancer Lifeline oferece aulas gratuitas a quem quer que tenha sido picado pelo inseto do câncer, quer ainda esteja em tratamento ou já o tenha terminado há anos. A Seattle Yoga Arts, local das aulas, ficava perto da minha casa; eu estava nervosa ao me aproximar da porta de entrada. Havia ali pessoas que eu não conhecia e que provavelmente já se conheciam entre si. É verdade que eu já havia praticado algum tipo de exercício antes, mas o que eu faria era totalmente diferente da aeróbica que eu conhecia, mas que não podia aplicar no momento.

E eu já tinha tentado yoga anteriormente. De quatro sessões de que eu participara 25 anos antes restava a lembrança de permanecer bastante tempo de cabeça para baixo, e por isso de ficar tonta, e de tentar e não conseguir tocar os dedos dos pés e assumir a posição de lótus. Agora eu estava com 51 anos e passando por um momento difícil com fadiga provocada pela quimioterapia, o braço e o ombro direitos com dificuldades de movimento, um ponto de incisão cirúrgica sensível e partes do corpo rangendo.

Fui recebida calorosamente e, sem dúvida, eu não era a única iniciante. Havia pelo menos umas dez mulheres, com idade variando de 30 a 60 anos, em vários estágios de tratamento, recuperação e condições do cabelo, todas parecendo desajeitadas em nossas roupas folgadas para exercício. Nossa professora, Lisa Holtby, havia organizado o primeiro evento beneficente totalmente voluntário de yoga que arrecadara 400 mil dólares no território nacional para pesquisa do câncer de mama. A Cancer Lifeline a convidou para desenvolver e ministrar um programa de yoga leve para seus clientes. A gratidão que eu sentia dissipou todo o nervosismo que ainda me restava.

Começamos e terminamos a aula deitadas de costas, apoiadas em esteiras, cobertores e almofadas, relaxando e respirando. Lisa usou a palavra sânscrita *savásana* para descrever essa posição.

Eu a chamava de puro céu. Até aí eu acreditava que afundar numa poltrona reclinável ou dormir num colchão caro me dava todo o apoio de que eu precisava. *Savásana* me ensinou que o corpo gosta de relaxar na solidez do chão ou da esteira. Quando nos deitamos de costas com as mãos voltadas para cima, nós nos abrimos para o universo. Fico me perguntando se esse é o verdadeiro motivo por que o banho de sol é tão popular. Ele é uma das poucas maneiras socialmente aceitáveis para chegar a essa abertura.

Depois de *savásana*, assumíamos diversas variações da posição de pernas cruzadas e nos abríamos ainda mais, dizendo como nos sentíamos, como nossos tratamentos estavam nos afetando física e emocionalmente, e que partes do corpo precisavam ser alongadas, fortalecidas, relaxadas ou ignoradas. Esse era também o momento de comunicar a realização de uma tomografia computadorizada, o surgimento de mais um efeito colateral, a necessidade de outra cirurgia, o aparecimento de um novo tumor. Que alívio poder desabafar com almas solidárias e, em compensação, que privilégio poder dar-lhes o apoio de que necessitavam.

Depois disso, Lisa nos ensinou diversas posturas, chamadas *ásanas*, mostrando-nos como adaptá-las ao nosso nível de resistência e força. Algumas de nós tínhamos áreas que não podiam ser trabalhadas — pernas e braços inchados por linfodema; peito, abdômen e pescoço sensíveis por causa de cirurgias. Não participávamos de algumas posturas. Outras eram possíveis pelo uso criativo de cadeiras (melhores para torcer e inclinar), blocos (mais fáceis de alcançar do que os dedos dos pés), almofadas (ótimas como apoio) e cintos (muitos usos para listá-los todos).

As posturas que consistiam em "abrir o peito" eram as minhas preferidas. Nesse ambiente seguro, consegui deitar-me de costas, apoiada numa almofada, com meu peito remodelado mais alto do que as outras partes. Na posição de pé, eu levava os ombros para trás, entrelaçando as mãos nas costas, e projetava o peito para a frente, bem ao contrário da posição de ombros caídos que me era peculiar.

Num momento de troca de ideias, perguntei a Lisa quando aprenderíamos a postura de lótus. Ela olhou para mim e disse algumas palavras que traduzi como: "Kathie, esse é um longo caminho a percorrer". Eu não me senti repreendida, porque estava aprendendo sobre "a mente do iniciante", que deve perguntar tudo o que deseja. Quando refleti sobre as palavras "percorrer" e "longo caminho", reconheci sua promessa não verbalizada, "mas elas estão esperando". A prática de yoga, que eu imaginara como um salto inicial para a minha nova vida, implicaria um certo tempo de espera.

Muito tempo depois de terminar o tratamento prescrito, muitas posturas continuavam além das minhas possibilidades: agachamento, qualquer coisa que se assemelhasse a um triângulo, e a maioria das coisas que fazíamos apoiadas nos joelhos. Os meus saltavam de um lado para o outro como batatas quentes; eles estavam muito sensíveis — eu suspeitava que fosse um efeito prolongado da quimioterapia. Como o meu oncologista disse que provavelmente não era, perguntei a meus colegas de yoga o que eles pensavam. Lisa se ofereceu para procurar informações junto aos consultores médicos da Cancer Lifeline. Ao fim e ao cabo, fiz a pergunta no lugar certo — a resposta que recebemos foi que articulações sensíveis normalmente eram um efeito colateral. Isso me facilitou mais a prática da paciência e, sem dúvida, seis meses depois do fim do tratamento, só pontadas continuavam.

Cada uma de nós era habilidosa à sua maneira, tendo mais facilidade para praticar determinadas posturas. Minhas pernas não haviam perdido a força, e gostavam da postura da ponte (deitada de costas, pés apoiados no chão e nádegas levantadas). Eu também tinha orgulho da minha capacidade para movimentar a minha "força central do corpo" para cima e para baixo na esteira, a versão de yoga para os exercícios abdominais. Qualquer que fosse a postura praticada no dia, depois de uma sessão com Lisa, nós yoginis saíamos da academia deslizando como rainhas.

Outra minha preferida era a postura da montanha, ou *tadásana,* que é exatamente a recomendação de sua mãe quando lhe dizia para ficar com a coluna reta. Eu fui me habituando cada vez mais aos termos sânscritos, dizendo "*ásana*" em vez de "postura", ou "*pranayama*" para práticas respiratórias. Nem é preciso dizer, todas nós preferíamos dizer "*savásana*" em vez de "postura do cadáver".

Um dos rituais de yoga que mais me cativou foi a saudação sânscrita "Namastê". Muito seguidamente, em geral em filmes, eu havia visto pessoas colocar as mãos juntas sobre o coração e inclinar-se para outra pessoa, mas nunca havia parado para pensar no que isso significava — que o divino em mim reverencia o divino em ti. No final de cada aula, sem exceção, sentadas, nós nos inclinávamos umas para as outras, dizíamos "*Namastê*", e em seguida algumas de nós se inclinavam até o chão, ou até onde conseguíamos chegar, braços estendidos, palmas unidas, cheias de gratidão.

Nove meses depois, Lisa avisou que não iria mais dar as aulas. Alguém poderia substituir nossa Lisa? Achávamos que não, mas Denise, a nova professora, pôde e orientou a nossa prática, não para uma etapa melhor, mas para a etapa seguinte. Ancoradas na força de Lisa, no seu senso de humor vivaz e na convicção de que nossas limitações não nos restringiriam, estávamos prontas para receber a cordialidade, a afetividade e a dedicação de outra mulher.

Com a nossa nova professora, a primeira coisa que observamos foi que os nossos depoimentos se tornaram mais longos e mais profundos. Algumas de nós lamentávamos o fato de recebermos em menor quantidade o nosso elixir do relaxamento, das práticas respiratórias, dos alongamentos e das posturas de fortalecimento. Além disso, eu havia praticamente reduzido o que agora chamávamos de "círculo de partilha" a dizer que eu precisava de uma postura para a dor nas costas ou a relatar os resultados do meu último exame médico. Eu não me sentia bem abrindo-me a respeito de emoções reais. Estimulada pelo grande interesse de Denise e pelo desejo de saber do que precisávamos, certo dia me vi dizendo: "Estou muito triste hoje; meu oncologista está se mudando para uma nova clínica". "Eu também estou triste, sinto falta da minha irmã", disse uma voz sumida ao meu lado, e todas compreenderam. As lágrimas passaram a fazer parte da nossa prática.

Depois de pequenos ajustes, aprendemos que podíamos ocupar o tempo que fosse necessário para partilha com o círculo, desde que evitássemos assuntos superficiais. Denise continuou com nossos diletos períodos de *savásana*; teríamos entrado em greve se ela não o fizesse. Ela falava conosco suavemente enquanto permanecíamos deitadas de costas, lembrando-nos para prestar atenção à respiração, para observar a tagarelice mental, para reconhecer e aceitar qualquer agitação que afetasse o corpo ou as emoções. Suas palavras eram como tinturas que sorvíamos para aliviar o nosso sofrimento físico, mental e emocional. Éramos como crianças adormecendo em nossas esteiras enquanto a professora contava histórias. Isso nos induzia a um relaxamento profundo, e às vezes ao sono, se era dele que necessitávamos.

Aos poucos fui aceitando a minha respiração como parte de mim, uma parte que queria me ajudar a curar, uma parte que podia me relaxar, ajudar-me a ser forte, a perseverar apesar das dificuldades. Saber respirar profundamente, em três etapas, era salutar quando eu estava no fim da fila da coleta de sangue, da quimioterapia e da radiação, transformando o que pareciam invasões em missões de resgate. A prática de yoga certamente não me tornou uma deusa mais flexível, iluminada. Ela fez algo muito melhor — ela me amparou e sustentou na vida que me foi dada.

Aprendi que na vida, como na prática de yoga, quando se está triste, cansado ou nervoso, há pelo menos uma "postura" que é possível assumir. Se você não consegue nada, nem mesmo um sorriso, sua intenção e sua respiração são suas companheiras garantidas.

Hoje sou amiga do meu corpo — de todo ele: meus intestinos, minha pele, meus ossos que rangem, meu seio esquerdo, meu seio direito, sua cicatriz, a cicatriz debaixo da axila, minha axila — você entendeu! Através das posturas e da respiração eu os toco, os aperto, e eles reagem — resmungando, estalando, expandindo. Se houver tumores ali, eles também precisam reagir. Poucos dias atrás, durante o *savásana*, quando o meu corpo relaxava deitado, o lugar no meu peito onde o tumor estivera contraiu-se duas vezes e em seguida acomodou-se com todo o meu ser.

REFLEXÃO DE BERNIE

Aja como um sobrevivente.

Se você ler livros sobre câncer escritos décadas atrás, antes do surgimento de tratamentos mais avançados, perceberá que os fatores psicológicos eram tratados mais detalhadamente. Afirmações como o câncer é "um crescimento que deu errado" e fatores como não ter o amor dos pais, não ter filhos ou aposentar-se, tudo se relacionava estatisticamente à manifestação da doença. Atualmente esses fatores são muitas vezes desconsiderados em razão da tecnologia disponível. Acho que ambos são importantes: elementos científicos e emocionais precisam ser integrados no cuidado ao paciente de câncer.

Por isso concordo totalmente com a afirmação de Kathie sobre abrir-se para a vida e eliminar o *stress* e a tensão de que o tumor se alimenta. Ela age como uma sobrevivente quando decide dedicar-se à criatividade, à alegria e à paz — todas as coisas que o seu câncer odiava. Concordo com suas palavras e ações porque acredito que nossas atitudes e pensamentos se tornam a química do nosso corpo.

Ela diz que sentiu como se seu corpo a tivesse traído. O corpo não toma decisões — nós é que fazemos isso. O corpo simplesmente reage às mensagens que os nossos genes recebem. A solução e a chave são simplesmente fazer o que ela decidiu fazer, isto é, acolher a vida e desfrutar os benefícios físicos que acompanham essa aceitação.

Assim como ela passa a frequentar aulas de yoga sem medo de errar e fracassar, o mesmo acontece com a aceitação da vida. Não se trata de julgar a si mesmo ou de considerar-se um fracasso caso você não obtenha a cura. Trata-se de participar e de ter uma vida própria, uma opção fundamental para muitas mulheres. No início, seus sonhos eram cheios de perigo e de imagens assustadoras. Era seu inconsciente desafiando-a a encarar a sua mortalidade e a fazer as pazes com seu corpo e com os perigos que essa atitude implica. Quanto mais respeitamos e amamos o nosso corpo, mais ele sobreviverá. Ele é nossa casa para esta vida, por isso cuide dele como cuida da sua residência quando ela precisa de reparos.

Nas aulas de yoga, ela entra em contato com um estado de consciência mais elevado. Todos nós podemos fazer isso, mas é difícil e assustador para algumas pessoas parar, ficar em silêncio, manter-se quieto e ouvir. Quando parar de se distrair e devanear, você ouvirá o que está dentro de você. Você verá o que precisa encarar e conhecerá uma sabedoria que transcende o seu estado de consciência habitual. Meditar é conhecer a si mesmo e unir-se à sabedoria e à consciência universais, um recurso incrível disponível a todos nós.

Participar de um grupo é também uma atividade que fortalece. Um grupo é um espaço onde os presentes podem ouvir uns aos outros e onde não tentam resolver os problemas de todos. Eles se esforçam para compreender o que cada um está vivenciando, para assim ajudá-lo a encontrar suas soluções. Lágrimas são aceitas; a reação do grupo é dar-lhe um lenço mais do que garantir-lhe que tudo ficará bem e que você não precisa chorar.

Kathie compreendeu a mensagem quando o yoga lhe deu algo que a fez sentir-se bem. Sim, é isso que todos deveríamos fazer: ouvir o nosso coração. Precisamos dizer *namastê* ao nosso eu interior e respeitar a nós mesmos, em vez de sermos críticos e nos enchermos de culpa, vergonha e acusações por experiências passadas. Kathie fala sobre a respiração: inale, inspire, e dê vida a si mesmo. Concentrando-se na respiração, você descobrirá que a mente se aclara e não deixa espaço para o medo e a incerteza. Você está presente no momento e está vivo, não expirando, mas inspirando a si mesmo.

Por isso, faça da sua vida uma posição de yoga. Encontre a postura certa na qual possa viver e que possa ajudá-lo a superar todos os seus medos. A convivência de amigos, parentes e pessoas de apoio com você e com seu corpo lhe será de grande ajuda, e eles se tornam parte do seu grupo e das aulas de yoga — todos vivendo e trabalhando juntos para o mesmo objetivo: a sua cura. Você pode ser o instrutor e o guia deles e ajudar a si mesmo e ao seu grupo a alcançar a harmonia.

Torta de Limão e Merengue
Padgett Tammen

Câncer. Eu estava com 31 anos de idade e grávida quando recebi o diagnóstico. Adulta o bastante para compreender a gravidade das palavras fortes do médico, mas jovem o suficiente para ainda aceitar a ideologia do "isso não acontecerá comigo" com que os jovens frequentemente se identificam. Rejeitei rapidamente a opção de um aborto para poder começar o tratamento. Em meu coração eu sabia que, com fé, o meu bebê chegaria em segurança. Eu não temia a morte, mas me preocupava com a possibilidade de não conseguir o que eu mais desejava na vida antes que fosse tarde demais.

Então, esperei. Esperei que o bebê nascesse. Esperei para descobrir o que aconteceria depois. Para o mundo, eu parecia uma mulher grávida saudável, mas secretamente eu sabia a verdade. Eu era uma mulher com um segredo nebuloso — manter a informação do diagnóstico de câncer num canto escuro do fundo da minha mente, ao lado de lembranças de amores perdidos e de alguns fracassos.

Achei que a minha espera terminara quando a minha linda e saudável filha chegou ao mundo, pontualmente. E eu vivi, durante algumas semanas, no resplendor do que *poderia ser*. Na negação, o diagnóstico de câncer parecendo um pesadelo — e quem sabe fosse — despertei de sobressalto poucas semanas mais tarde quando o telefone tocou.

Oito meses haviam passado desde o diagnóstico; coloquei a minha pequenina no seu berço enquanto absorvia a horrível notícia como uma velha esponja suja. "O câncer avançou demais; você precisa de uma histerectomia, se quiser viver", disse-me o médico. Minha filhinha, pressentindo o perigo, vomitou enquanto eu desligava o telefone.

Embora eu seja uma pessoa positiva por natureza, o prognóstico me atingiu como uma rajada súbita de vento. Nós não havíamos completado a família ainda — meu marido e eu queríamos três filhos. Eu, especialmente, queria um menino. Mas numa família de meninas durante várias gerações, com uma histerectomia se anunciando, parecia que o meu sonho logo se desvaneceria. Cansada devido às obrigações para com o bebê, e com um câncer aumentando dentro de mim, tive de me render. Absolutamente independente durante toda a minha vida, eu sabia que não conseguiria mais prosseguir sozinha. Meus médicos, minha mãe e meu marido tomaram as rédeas. Embora eu me lembre dessa época como um período muito negro, ela foi iluminada pelas pessoas resplendentes que me cercavam. Eu prosseguia lentamente à medida que a luz delas mostrava o caminho.

Momentos antes da cirurgia para remoção do câncer, o cirurgião me procurou para explicar o processo que eu ia enfrentar. "Você tem alguma dúvida?", perguntou.

Acenei devagar com a cabeça. "Sim. Nós queremos ter mais filhos", respondi, esperando que ele simplesmente dissesse, "Sinto muito" ou "Vocês sempre podem adotar". Em vez disso, ele sacudiu a cabeça afirmativamente. Meu coração pulou com as palavras que ele disse a seguir.

"Embora eu vá remover o seu útero, preservarei os ovários e os manterei seguros — no futuro, você pode fazer fertilização *in vitro* com os seus óvulos e o esperma do seu marido, e criar embriões. Você precisará de um lugar para os bebês crescerem: terá que conseguir uma mãe substituta. Mas é possível você ter mais filhos. É possível."

"É possível", eu disse para mim mesma quando meus olhos se fecharam na sala de cirurgia. É possível. Que presente extraordinário eu acabara de receber. Às vezes me pergunto se esse presente de esperança não terá sido maior e mais salutar do que o procedimento que ele realizou em mim naquele dia.

Eu nunca temera a morte realmente, mas nos recessos escuros dos meus pensamentos, eu sabia que o câncer poderia voltar em algum momento. Agora como mãe, eu refletia sobre o que a morte significaria. Em minha imaginação, eu via meu marido e minha filha procurando viver da melhor forma possível sem mim. Eu os via sozinhos num parque, meu marido empurrando suavemente minha filha num balanço. Com essa visão, percebi que outro membro na família, um irmão ou uma irmã para minha filha, mudaria a dinâmica familiar e aumentaria suas possibilidades de felicidade. Agora eu via meu marido, minha filha e outra criança, vivendo como uma família de três, partilhando e cuidando uns dos outros. Não me substituindo, mas vivendo como uma unidade mais sólida.

Enquanto eu, egoisticamente, queria outro filho para mim, especialmente um menino, algo dentro de mim queria ainda mais outro membro da família para eles. Então compreendi que esse algo era amor. E esse amor me deu um objetivo.

"A vida me deu limões", pensei. "Vou fazer uma torta de limão!"

Dois anos mais tarde pulamos de alegria com a notícia de que nossa mãe substituta estava grávida. E quando o meu sonho de um menino revelou-se uma realidade no ultrassom da vigésima semana, ao afastar os olhos da tela do monitor, olhei por um instante o rosto da mãe substituta. Deitada de costas, com meu futuro dentro dela, ela sorriu. E naquele momento compreendi que foi o seu espírito jovial e generoso que dispersou as nuvens da minha escuridão. Eu não estava apenas recebendo a dádiva de um filho; eu estava também ganhando uma amiga maravilhosa. Seu amor derramou-se como chuva sobre mim e eu o absorvi como uma flor ressequida do deserto.

É difícil para mim descrever com palavras o que senti no momento em que meu filho veio ao mundo, saindo do seu espaço seguro e aconchegante de dentro da generosa mulher que cuidou dele durante os nove meses de gestação. Aí estava eu novamente no hospital, cercada de profissionais da saúde e luzes ofuscantes, como estivera para a cirurgia do câncer três anos antes. Mas agora era a minha substituta que estava na mesa de parto, e enquanto eu estava ali perto, o sol amarelo reluzente brilhou sobre mim através da janela da sala de parto.

Quando ele soltou seu primeiro choro, eu me adiantei para cortar o cordão umbilical, como faria um pai em circunstâncias regulares. A tesoura prateada se agitava, as minhas mãos tremiam. E enquanto segurava meu filho, percebi que sim, o câncer havia mudado a minha vida. Mas com fé, com pessoas luminosas para me ajudar, com médicos maravilhosos, e uma mulher disposta a ajudar a criar uma nova vida com meu marido e comigo, eu ainda podia preparar minha torta de limão. Normalmente a responsabilidade é de duas pessoas, mas para formar a minha família foi necessária uma equipe: meu marido, eu mesma, nossa mãe substituta e Deus. Porque podemos plantar a semente, mas não podemos fazê-la crescer.

Sim, nós fizemos a nossa torta: o meu precioso filho. Tive também uma surpresa: o amor e a amizade de minha mãe substituta. Algumas pessoas ganham um presente inesperado e o chamam de "cobertura do bolo". Mas para nós, nossa experiência com a maternidade substituta depois do câncer foi uma bela camada de merengue em cima da nossa torta de limão. Que delícia!

REFLEXÃO DE BERNIE

*Quando a vida lhe dá limões, faça com eles
uma torta de limão e merengue.*

Há muitas pessoas que não temem a morte, mas têm medo de não viver realmente e realizar seus sonhos. Tendo de enfrentar um câncer durante a gravidez, Padgett não deixou que a doença a impedisse de ser o que ela queria ser: mãe. Embora o câncer tirasse sua capacidade de dar à luz fisicamente, ele não eliminou suas possibilidades de ter mais filhos por meio de uma mãe substituta. Seu desejo de ser mãe também a levou a uma amizade construtiva e duradoura.

Sobreviventes pedem o que precisam no momento em que precisam. Eles não escondem seus sentimentos e necessidades para agradar outras pessoas. Eles buscam respostas. Padgett questionou o médico para acalmar seus medos e soube que poderia ter os ovários preservados, o que lhe daria a possibilidade de mais filhos. Ela também diz que as pessoas que lhe eram queridas se tornaram a luz que iluminou seu caminho. Elas responderam às necessidades dela movidas pelo amor. A minha esperança é que você eduque a sua família de modo que todos façam coisas uns pelos outros movidos pelo amor e não pela culpa.

Você pode ver como ela conservou sua força e descobriu essa poderosa qualidade de sobrevivência, a esperança. Fui criticado anos atrás por dar falsas esperanças. Mas não existe esperança falsa. A esperança é real e necessária para a sobrevivência. Podem existir expectativas e crenças falsas, mas a esperança é real. É necessário personalidade de sobrevivente para querer prosseguir e saber que a morte não o transforma num fracasso, mas que não viver a vida pode fazer isso com você. A vida envolve términos e novos começos e a transformação de limões numa torta de limão. Procure os pequenos milagres na sua vida que serão o merengue.

O Toque
Ann Stephens

Todo mundo sabe que vai morrer; os pacientes de câncer acreditam que vão morrer. Como as pessoas continuam vivendo quando sabem que vão morrer?

Eu estava no consultório do dr. Back, oncologista — chorando. Tudo acontecera muito rapidamente. Dois meses antes, como parte dos exames de rotina para pessoas com mais de 50 anos, eu havia me submetido a uma colonoscopia, um procedimento em que todo o cólon é examinado com a ajuda de uma microcâmera. O resultado: câncer! Nesse momento eu aguardava na sala do consultório para me informar sobre quimioterapia. As opções e o impacto do regime seriam devastadores. As lágrimas jorraram antes que eu conseguisse contê-las.

Provavelmente o dr. Back já vira lágrimas assim antes. Ele parecia saber que a cura era mais do que física. Ele se levantou da cadeira, ajoelhou-se na minha frente e segurou minhas mãos enquanto eu continuava chorando. Seu simples toque me passou uma sensação de alívio e conforto.

Meus pensamentos me levaram a um incidente ocorrido 25 anos antes, quando eu também segurei a mão de uma paciente de câncer — minha mãe. Eu sempre pensava que se um dia tivesse câncer, seria de mama, como o dela. Havia muito que eu alimentava uma imagem do câncer como uma doença que deixa a pessoa fisicamente mutilada. Naquela época, a biópsia e a cirurgia para remoção do seio, se necessária, eram feitas ao mesmo tempo. Ao receber o diagnóstico, minha mãe imediatamente expressou sua preocupação não com a realidade do câncer, mas com o fato de perder o seio.

Eu estava com ela pouco antes da operação. Ela havia recebido um sedativo, e nos últimos instantes antes de ser levada para a sala de cirurgia, ela estendeu o braço e pegou a minha mão.

"Ann, o que eu mais quero é que você tenha alguém. Alguém com quem você se preocupe. Alguém que se preocupe com você." Eu sorri para ela, tocada por suas palavras. Ela estava preocupada porque, sendo eu noiva já há bastante tempo, ainda não tinha planos de casar. Apertei sua mão como resposta, e só a soltei à entrada da sala de cirurgia.

Enquanto ela estava sendo operada, fiquei na sala de espera, rezando e fazendo o "acordo". Se mamãe saísse da cirurgia livre do câncer, eu me casaria. "Por favor, meu Deus", continuei repetindo, "prometo que me casarei se você deixar minha mãe comigo."

Passaram-se horas. Por fim, o médico veio ao meu encontro. "Ela está se recuperando bem da cirurgia. A biópsia indica que o tumor no seio era benigno. Não era canceroso, mas alguns nódulos linfáticos eram. Nós os removemos e ela deve ficar bem. Precisaremos acompanhá-la regularmente." Deus teria ouvido as minhas preces?

O passar dos meses e depois dos anos após a cirurgia comprovou que o prognóstico do médico foi exato. Minha mãe nunca apresentou outros sinais de câncer. Eu cumpri a minha parte do acordo com Deus — casei logo depois da cirurgia. Eu amava meu marido, mas o trato que eu fizera com relação ao casamento estava sempre presente em algum lugar no fundo da minha mente. Eu não queria tentar a Deus a retirar a saúde de minha mãe.

Os pensamentos sobre minha mãe se desvaneceram, e eu voltei ao presente, chorando no consultório do dr. Back. Olhei através das lágrimas e vi o rosto do meu marido. Eu conhecia bem aquele olhar. Preocupado e atencioso comigo, como eu estivera com minha mãe. Ele me acompanhara à consulta aquele dia para que eu tivesse um segundo par de orelhas para escutar o que seria dito. Eu não tinha câncer no seio, mas no cólon. A sensação de não ser inteira, porém, ainda estava presente. Eu sempre tinha sido a forte. Agora eu era a que precisava ser tocada, confortada.

"Por que isso estava acontecendo comigo? Por que eu tenho câncer?", perguntei silenciosamente a Deus. A lembrança da oração do "acordo" que eu havia feito muitos anos antes por minha mãe me deixou tranquila. Eu era uma boa pessoa, com uma vida equilibrada. Que tipo de acordo eu poderia oferecer desta vez? Não consegui pensar em nada que pudesse oferecer.

As lágrimas continuavam. E também os meus pensamentos sobre Deus. Sem saber por quê, eu me vi pedindo a Ele força e coragem para enfrentar o que quer que acontecesse. De repente percebi que essa era também a maneira como minha mãe havia lidado espiritualmente com seu câncer. Quando ela me estendeu a mão naquele dia, expressando não seus medos com a cirurgia, mas seu desejo de me ver casada, ela não estava pensando nela mesma, mas em outra pessoa. Quando ela concentrou sua recuperação física na possível perda de uma parte do seu ser físico, ela estava olhando para o futuro onde havia sobrevivido ao câncer. Ela estava sendo forte. Ela percebeu sua mortalidade, mas aceitou que era algo que ela não podia controlar. Ela estava se colocando nas mãos de Deus.

Olhei para o dr. Back. Olhei para o meu marido. A expressão do meu marido refletia gratidão a um médico que daria sustentação à pessoa inteira. A serenidade então tomou conta de mim. Dei-me conta de que estava sentindo Deus naquele momento por meio da bondade, da competência profissional e da compreensão do dr. Back. Eu obteria a força de que precisava.

É difícil a pessoa engalfinhar-se com a própria mortalidade, especialmente quando enfrenta ao mesmo tempo limitações físicas e o impacto da quimioterapia. A espiritualidade inclui uma consideração do mundo além do próprio eu. Com um toque suave, o dr. Back me lembrou isso. Ele era alguém que eu não conhecia até então; no entanto, ele podia estender a mão, e realmente estendeu.

Mesmo com seis meses de quimioterapia e um ano depois dela sem nenhum sinal de câncer no cólon, às vezes eu ainda me surpreendia voltando àqueles sentimentos de "por que eu?" Embora fosse agradecida pelo amor e apoio da minha família, dos meus amigos e da equipe médica, e grata pela minha boa saúde, ainda me era difícil aceitar que Deus quisera que eu passasse por esse desafio do câncer.

Eu estava à mesa da recepcionista, marcando minha consulta regular de acompanhamento com o dr. Back. Houvera uma confusão no agendamento. Outro paciente tinha aparecido no último minuto para uma consulta que não havia sido marcada. Ele respondeu falando da importância e da sua necessidade de ver o dr. Back. Ele estava nos últimos estágios do câncer e havia aguardado uma consulta com a esperança de participar de um experimento de campo.

"Não tenho pressa", eu disse. "Você pode usar meu horário."

A nova consulta foi marcada no mesmo instante e em seguida nós nos sentamos, conversando, na sala de espera. Nossas experiências nos levaram a criar uma solidariedade imediata. A enfermeira chamou seu nome e ele se levantou. Hesitante ao lado da cadeira, ele estendeu o braço e pôs sua mão sobre a minha. "Talvez o carinho e o apoio que recebemos quando passamos por um desafio na vida como o câncer sejam o modo escolhido por Deus para nos deixar com uma boa lembrança daquilo que constitui a vida."

Eu fora tocada novamente — física, emocional e espiritualmente. Eu estava onde Deus queria que eu estivesse — não apenas por esse paciente, mas também por mim mesma. Como todos nós, não sei o que o futuro me reserva. Posso ter uma recidiva ou posso ficar livre do câncer, mas isso só Deus sabe. É assim que uma pessoa vive quando sabe que vai morrer.

REFLEXÃO DE BERNIE

*No fim, todos morreremos, por isso sugiro que
você não perca tempo tentando evitar
a morte, mas que opte por viver.*

As palavras de Ann, de que as opções e o impacto da terapia eram devastadores, sugerem-me a ideia de dizer-lhe que você deve fazer perguntas ao seu médico e procurar orientações com pessoas de sua confiança. O modo pernicioso de lidar com o câncer é negar suas necessidades e não pedir ajuda. Com todas essas informações, você pode então tomar suas próprias decisões, como um verdadeiro sobrevivente. Se perguntar, você obterá mais informações do seu médico sobre os motivos por que ele está recomendando o tratamento. A maioria dos pacientes é submissa e nunca questiona o médico, o que não é um comportamento de sobrevivência.

Naturalmente, Ann se sentiu incompleta depois de receber o diagnóstico. Felizmente, seu médico era compreensivo e se aproximou dela com algo simples como um toque, oferecendo-lhe conforto e cura. Esse gesto singelo, e no entanto poderoso, abriu a porta para que a mãe e o marido de Ann continuassem a ajudá-la durante todo o seu processo de cura. Não há efeitos colaterais adversos à fé, à esperança, à alegria e ao amor.

Chama atenção o número de pessoas que mencionam que seus pais também tiveram câncer. Precisamos lembrar que não somos nossos pais. Estar atento a uma maior possibilidade de câncer é importante, mas o câncer não é determinado apenas pela genética.

A experiência de Ann na sala de espera mostra como ela absorveu a generosidade do médico e a partilhou com alguém que estava em necessidade. Quando agimos com compaixão, ela repercute; quando somos movidos pelo coração, isso faz uma diferença enorme para aqueles que estão sofrendo, especialmente quando mostramos a alguém que nos importamos realmente.

Um Milagre Diferente

Jennifer Sander

Era um lindo dia de primavera, céu azul, quando Laura, minha melhor amiga nos últimos dez anos, telefonou para dizer que estava morrendo. "Os médicos dizem que está no meu cérebro agora, e que não vai demorar muito."

Trinta e sete anos de idade, mãe de duas crianças, e os médicos estavam certos. Ela morreu no mês de novembro seguinte.

"Não era esse o resultado esperado!", esbravejei contra Deus, agitando os punhos com raiva. "Laura devia ter recebido um milagre. Droga, ela merecia um milagre."

Ela recebeu o primeiro diagnóstico de câncer no seio aos 32 anos, uma idade brutalmente jovem para uma doença tão cruel. Quanto mais jovem, mais virulento é o câncer. Quando Laura me deu a notícia, eu, sendo escritora, sentei-me para escrever um romance inspirador para ela.

No meu romance, ela era um personagem que tivera câncer muitos anos antes, uma mulher forte e resistente que superara todos os obstáculos e sobrevivera. Ao término de cada capítulo, eu telefonava para ela e lia a história da sua sobrevivência.

Embora eu ainda possa terminar a história apesar do desenlace da minha amiga, logo deixei o romance de lado e me dediquei a um plano literário mais prático. Junto com Jamie Miller, outra amiga de Laura, comecei a reunir histórias de milagres de Natal. Uma coletânea de contos em torno desse tema não só atrairia público, pensei, mas também arrecadaria recursos financeiros para Laura e seu marido.

Jamie e eu entrevistamos muitas pessoas que viveram a experiência do milagre na época do Natal e depois escrevemos suas histórias. Laura acompanhou o desenvolvimento do projeto, e o livro que nós três criamos, *Christmas Miracles: Magical True Stories of Modern Day Miracles*, se tornou um *best-seller* nacional.

Como foi maravilhoso poder divulgar as coisas incríveis que podem acontecer quando abrimos o coração e acreditamos. Entrevista após entrevista lembrava-me que há milagres em toda parte, bastando apenas abrir os olhos para o mistério e para o prodígio da vida.

Eu tinha um objetivo oculto durante o projeto do livro. Eu acreditava de todo coração que se Laura estivesse envolvida nessa iniciativa, se ela vivesse e respirasse a ideia de milagres todos os dias, se ela ajudasse a difundir a convicção de que milagres podem acontecer e acontecem, ela também receberia um milagre. A mão de Deus estava em toda parte nesses relatos. Eu acreditava que a mesma mão se estenderia e permitiria que ela ficasse com seus filhos, para ser a mãe que eles precisavam que ela fosse.

O nosso livro sobre o Natal se tornou uma série de cinco livros sobre milagres. Mas nesse tempo todo, enquanto os nossos livros se tornavam cada vez mais populares e nós reuníamos mais histórias de milagres, Laura piorava. Cinco anos depois de receber o diagnóstico, ela morreu. Com o último livro que fizemos juntas, *Heavenly Miracles*, ele pôde falar às pessoas, durante os meses que antecederam sua morte, sobre o céu e sobre como o amor terreno transcende os laços da vida.

Por algum tempo depois de sua morte, estive furiosa com Deus. Depois de todo o bem que ela fizera na vida, por que Deus permitiu que ela morresse? Por que ela não conseguiu seu milagre?

Recebi a resposta numa outra manhã clara de primavera, um dia muito parecido com aquele em que Laura telefonara com as notícias devastadoras um ano antes. Ao ver pela janela do meu escritório as azaleias em flor e os lírios pendendo pelo peso das flores, de repente compreendi que afinal houvera um milagre para Laura: eu não tinha percebido o milagre dos últimos anos porque não era o milagre que eu esperava.

Eu queria que Laura vivesse. Era isso que eu estava pedindo a Deus, e qualquer outra coisa era inaceitável. Mas Deus sempre soube que Laura morreria, por isso lhe deu o milagre de que ela precisava. Ela precisava de ajuda com os filhos; Ele lhe deu um círculo de amigas que se dedicariam a isso. Ela e o marido precisavam de ajuda financeira; Ele enviou o projeto dos livros sobre milagres e permitiu que ela tivesse uma renda que lhe possibilitou passar seus últimos anos com os filhos, sem precisar sair para trabalhar. Ela não viveria muito tempo, por isso Ele lhe proporcionou uma maneira de causar um impacto muito maior do que acontece com a maioria das pessoas nas três primeiras décadas de suas vidas. Seu nome se perpetuará nos livros, e mesmo depois da sua morte, ela continuará a inspirar outras pessoas em seus momentos de necessidade.

Deus lhe deu o milagre de que ela precisava, mesmo não sendo aquele que eu desejava para ela. Sou grata por finalmente ter tido a oportunidade de compreender.

REFLEXÃO DE BERNIE

*As dificuldades da vida nos ensinam a
crescer como seres humanos.*

Às vezes nos agarramos tanto ao que queremos, que acabamos esquecendo as dádivas maravilhosas que já recebemos. Quando alguém que amamos luta contra o câncer, o nosso único objetivo torna-se a sobrevivência dessa pessoa. Como Jennifer diz, nada mais é aceitável. Queremos que os nossos amigos e as pessoas queridas tenham a vida longa e feliz que merecem. Infelizmente, nem sempre acontece assim. No entanto, não deixe que sua raiva o impeça de ver os verdadeiros milagres da vida. Os milagres assumem muitas formas e dimensões, e os médicos os veriam com mais frequência se compreendessem que não existem falsas esperanças e ajudassem as pessoas a aceitar o desafio, e não a enfatizar a culpa, a vergonha e a reprovação. O mais importante é que suas vidas ainda se encham de felicidade e alegria; que recebam o cuidado, o amor e o apoio que merecem.

Os livros que Jennifer, Laura e Jamie escreveram deram a Laura o apoio financeiro, que ela precisava para passar mais tempo com a família. Ao mesmo tempo, esses livros propiciaram apoio emocional para os que estavam em busca de um pouco de inspiração. O que dá sentido às nossas ações e permite que milagres aconteçam é a resposta que mostramos para a pessoa que está com a doença. Jennifer esperava que o envolvimento de Laura com os livros garantisse para a amiga um milagre específico. Demorou um pouco, mas Jennifer acabou por entender que o envolvimento de Laura no projeto era o milagre. É preciso coragem para que as pessoas vejam como uma situação difícil pode ser percebida como uma bênção, como a dor, a perda ou a doença podem se transformar em ajuda para curar o mundo. O que Laura deixou para os leitores e, mais importante, para seus amigos, é o presente milagroso do amor e do estímulo.

Jennifer conclui sua história mostrando-nos o único caminho para a imortalidade: o amor. O amor é a única coisa que permanece e que continua viva depois que nosso corpo perece. As palavras de Thornton Wilder, no seu livro *The Bridge of San Luis Rey*, dizem tudo: "Há uma terra dos vivos e uma terra dos mortos, e a ponte é o amor, o único que sobrevive, o único que tem sentido".

A Arte de Viver
Jane Goldman

Eu retalhava com fúria desvairada o borrão vermelho espalhado — mas não fundo o bastante. Eu dirigia a faca para o seu alvo branco imaculado, repetidamente. "Então é a isso que a minha vida chegou", pensei. "Aos 55 anos, eu me tornei uma pintora assassina."

Expus minha obra em galerias e restaurantes por toda Los Angeles e San Francisco, e também em Sacramento, capital da Califórnia e cidade que adotei trinta anos atrás. Mas foi longa a jornada até chegar ao lugar onde posso me dedicar a uma carreira em artes plásticas.

Para usar uma expressão antiga e estranha, para mim a arte sempre foi o elefante na sala — podia-se vê-la, mas não falar sobre ela. Sempre gostei de vê-la, tocá-la, admirá-la, até mesmo cobiçá-la. Mas precisei de quase seis décadas para descobrir que das muitas carreiras a que me dediquei — do jornalismo à gestão artística, de repórter televisiva a relações públicas — ser artista é a que mais me realiza, a que mais me dá prazer, aquela em que sou realmente eu. Foi mais uma epifania da meia-idade do que uma crise: descobrir que a habilidade de alcançar o sucesso e ganhar dinheiro fazendo alguma coisa não é o mesmo que gostar de fazer essa coisa.

Embora o meu amor pela arte tenha nascido no imenso Meio-Oeste americano — onde eu estava em 1950 — precisei migrar para o oeste para liberar o meu espírito e as minhas mãos para começar realmente a fazer algo.

Eu havia começado a minha jornada na faculdade, quando saí da minha pequena cidade de LaSalle, Illinois (dez mil habitantes), para entrar no mundo das galerias e dos museus de Chicago. Lá eu podia me dedicar à arte "verdadeira" enquanto fazia o curso de jornalismo e depois o de gestão artística.

Quando me mudei para a Califórnia em 1976, o meu objetivo inicial era tentar alguma coisa ligada ao setor de notícias da televisão. Passei dois anos como repórter/âncora na associada local da NBC em Sacramento, fazendo o que eu imaginara que seria o meu "trabalho dos sonhos". Mas logo conheci (e com ele me casei) o homem dos meus sonhos, e abandonei o mundo exigente da televisão, principalmente porque os nossos horários de trabalho e de vida doméstica não combinavam. Mas só depois de completar 35 anos foi que comecei a perceber a minha verdadeira vocação, ao frequentar um curso de pintura na Universidade Estadual de Sacramento.

Ao aproximar a minha barriga de sete meses de gravidez de uma folha de papel gessado de um metro quadrado, estendida no chão — meu pincel deslizando o mais rapidamente possível, pois eu sabia que a modelo mudaria sua posição em apenas cinco minutos — ouvi meu professor, ele próprio um pintor renomado, reduzir a tiras o meu trabalho anterior. Seus comentários não eram rudes, apenas expressavam o pensamento de alguém que achava que eu devia "aprender a ver como um artista".

Creio que no final do curso eu estava vendo perfeitamente. Depois que meu marido, Ed, me estimulou a compor 25 quadros, um restaurante local pediu para expô-los. Foi a minha primeira mostra individual — e para meu espanto, todos foram vendidos. Foi um começo promissor. Mas se eu tinha pensado que me mudar para o oeste era uma jornada, eu ainda não havia visto nada.

Eu sempre me orgulhara de trilhar meu próprio caminho, desde trabalhar aos sábados durante o ensino médio e em tempo parcial durante toda a faculdade para pagar o curso, até competir com Ed para ver quem de nós estava ganhando mais dinheiro naquele ano.

O dinheiro que comecei a ganhar vendendo meus quadros mal dava para sobreviver. A minha produção também não era grande, pois o único tempo de que eu dispunha para pintar era quando o bebê dormia. Era a vez de Ed ganhar mais naquele ano, e nos vários anos seguintes, enquanto eu ficava em casa com nossa filha. Mas quanto mais tempo eu passava com Jessica, mais fantasiosos se tornavam os meus temas artísticos e menos eu precisava de um modelo na minha frente para criar uma composição interessante.

Um quadro, chamado "Vovó servindo de babá", surgiu diretamente das lembranças da minha infância por meio do Twilight Zone.* Sobre um fundo de árvores azuis perfeitamente redondas, um jardim de crânios, e duas casas (uma com chamas consumindo um relógio no console da lareira e outra com um diabo espiando pela janela), uma mulher gritava, com as mãos levantadas, e olhava ansiosamente para a figura de uma menina estendida num sofá, flutuando no céu.

Minha própria avó fora minha babá numa véspera de ano-novo. Enquanto eu me despedia chorando, minha mãe gritava de alegria, "Vamos vê-la no ano que vem!", deixando-me para passar a noite no sofá de *mohair* de vovó, ao som de um relógio antigo que batia de hora em hora. Fiquei acordada até meus pais me pegarem na manhã seguinte — bem mais cedo do que o ano de espera que eu imaginara. Enquanto isso, meu tio Rudy, que vivia entre a casa de vovó e a nossa, vestia-se de diabo a cada Halloween e corria ao redor da nossa casa para assustar minha irmã e eu. E vovó Spelich cuidava de um enorme jardim até quebrar o quadril aos 91 anos de idade. Tudo isso se combinou no meu cérebro e se projetou na tela — de que modo... isso eu nunca saberei. Mas um vinicultor e colecionador de arte de San Francisco adorou "Vovó servindo de babá" tanto quanto eu o amava (e os juízes da Feira Estadual, que lhe conferiram o prêmio principal) e comprou o quadro.

Nesse mesmo ano, Jessica começou a frequentar o jardim de infância e eu cheguei aos 40 anos. De algum modo, eu estava motivada a dar uma contribuição maior ao nosso orçamento familiar, embora Ed se oferecesse para ser o provedor único e me estimulasse a me dedicar à arte em tempo integral. Fui trabalhar numa empresa local de serviços públicos, odiei o trabalho, e então me juntei a ele em sua empresa de relações públicas em expansão, contentando-me em ser no máximo uma pintora de final de semana.

---

* Programa da TV americana, exibido no Brasil com o título Além da Imaginação.

Então, tudo descambou em 1998. Fui diagnosticada com câncer de mama, uma forma particularmente virulenta que exigia a remoção de um seio e envolvia um nódulo linfático. Suspeitei que teria de enfrentar muitas dificuldades. Sem energia para um emprego em tempo integral, comecei a pintar intensamente durante minha recuperação.

Diante da dura realidade de que meu futuro estava longe de ser garantido, comecei a apreciar o valor de parar para cheirar — e pintar — as flores. Como é difícil contemplar a natureza sem ficar mais feliz, senti que essas flores tinham o poder de confortar os que as observavam. Comecei uma série chamada "Poder das Flores" que foi exposta numa galeria local e rapidamente se tornou assunto de revistas e jornais locais.

A ideia de que essas pinturas eram um passo decisivo para a cura encontrou ressonância em muitas mulheres, e a minha arte foi apresentada num programa de televisão sobre câncer de mama. O poder das flores estava em toda parte!

Eu gostaria de dizer-lhe que o câncer ficou para trás, mas isso não é verdade. Ele tem recorrido praticamente todos os anos — no fígado, no útero, no cérebro, nos ossos, no outro seio, no abdômen, no cérebro novamente — cada vez exigindo outra dose de quimioterapia ou de radiação, cada vez causando um transtorno às nossas vidas à medida que lidamos com efeitos colaterais e idas intermináveis a médicos e hospitais.

Quando Jessica saiu de casa para o primeiro ano de faculdade, isso foi tão devastador quanto minhas experientes amigas haviam predito. Embora ela estivesse fora de casa muitas noites durante os anos do ensino médio — por conta de uma carreira de atriz que desabrochava — nós escovávamos os dentes e lavávamos o rosto juntas e ela dormia em sua cama todas as noites. Ficar sozinha durante o dia não era novidade para mim, mas era diferente saber que Jessica não entraria correndo pela porta a qualquer momento, seu rosto lindo abrasado pela excitação da vida de adolescente. Novamente, encontrei refúgio na arte.

Atualmente, enquanto espero seu telefonema diário da faculdade em vez dos seus gritos no monitor de bebê ao acordar, consigo pintar durante mais horas todos os dias. Ed, que tem sido simplesmente o melhor marido e cuidador que alguém poderia desejar, lembra-me a cada dia que a minha vida é minha para viver, do modo que eu achar apropriado. Ele mantém seu negócio andando a um ritmo ainda mais intenso — e eu venho conseguindo pelo menos perseguir meu sonho de uma carreira artística em tempo integral.

Ainda não me acostumei com o fato de que Jessica está fora de casa, estudando, mas meus dias são diferentes agora — de um modo bom, como são os dela. Eu me levanto feliz todas as manhãs para saudar o dia. Não importa se sinto náuseas ou se estou um pouco cansada para tirar a cabeça do travesseiro. Eu jogo o acolchoado, pulo (está bem, deslizo rapidamente) da cama, e sorrio ao passar por meu estúdio/escritório ao descer para o café da manhã. Embora eu saiba que o dia pode ser interrompido a qualquer momento por exames médicos e atribulações, eu me vejo saudando cada dia sabendo que vou preenchê-lo fazendo exatamente o que quero fazer.

Hoje penso em mim como uma artista e mulher de negócios, não como uma dona de casa que esporadicamente faz arte. Sou apresentada a pessoas que reconhecem o meu nome e estão a par do meu trabalho. Não sou apenas a senhora Ed. Tudo aconteceu aos poucos, acompanhado por desafios penosos. Mas passei a considerar o câncer como uma doença crônica que precisa de controle, como o diabetes ou uma doença cardíaca — e a ver a pintura como um dos melhores remédios.

Agora me reúno com um punhado de outras mulheres artistas toda quarta-feira à noite, quando passamos algumas horas fazendo esculturas de porcelana, que então é queimada e depois vitrificada ou pintada a óleo. Minha primeira peça nesse curso, ministrado pela inteligente e talentosa Miriam Davis, foi uma mulher seminua (tudo bem, ela usa uma faixa de couro) sentada, afagando seus cabelos longos e encaracolados. Ela se chama "Cabelos em Paz" e capta o que eu sinto cada vez que o meu cabelo volta a crescer depois de mais uma sessão de quimioterapia.

Eu realmente não quero ser uma garota-propaganda contra o câncer de mama, e peço-lhe que não adquira o hábito de relacionar a minha arte à minha doença. Eu não só expandi os meus temas para paisagens, mas voltei a me sentir atraída por motivos um tanto estranhos. Terminei há pouco um conjunto de três máscaras de argila, representando cabeças de ratos, para a apresentação de um grupo, e em seguida me envolvi com uma escultura que chamo "Pillocchio". É um busto de argila de um dos bonecos da Disney que todos adoram, com um vistoso boné emplumado e uma bela camisa de colarinho. Seu nariz, com 60 centímetros de comprimento graças às suas mentiras, é feito de frascos de pílulas que colecionei nos últimos oito anos.

Compreendi que não há como separar a arte da doença; é quem eu sou e o que vivencio que se traduz na minha arte. Como mulheres maduras, assumimos quem somos e seguimos a partir daí. Não tenho medo de expor meus sentimentos em termos do que crio. Uma pintora assassina, finalmente na lista dos mais procurados.

REFLEXÃO DE BERNIE

Reencontre o seu artista interior e faça
o seu autorretrato exclusivo.

A melhor maneira de lidar com o câncer é a que Jane descreve, continuar vivendo a vida com alegria, porque quando você vive no seu coração, a magia acontece. O estado mais saudável que você pode alcançar é fazer algo que lhe permita perder a noção do tempo, e é isso exatamente o que a arte pode fazer por você. Eu mesmo senti isso muitas vezes ao pintar. Pode-se chegar a um estado de espírito pacífico, semelhante a um estado de transe, realizando uma atividade relaxante que também pode ser uma válvula de escape para os sentimentos. Jane encontrou sua voz na sua arte e usou suas pinturas como meio para expressar coisas que nem sempre podem ser postas em palavras. Ao partilhar sua arte com outros, ela se juntou a milhares de pessoas que conhecem a sensação de deslizar os dedos pelos cabelos que voltaram a crescer ou que aprenderam a importância de parar para cheirar as flores, como ela diz. O amor, a aceitação e o estímulo do marido de Jane também a ajudaram a viver a vida com que ela sonhava.

Não há como separar a vida da arte. A arte pode ajudar a descobrir quem você é realmente e a ver as coisas ao seu redor com mais clareza. Por isso, pinte, desenhe, faça esculturas ou qualquer outra coisa para conectar-se com a sua energia criativa durante esse período. Pratique um dos passatempos que você sempre adiou ou que sempre almejou praticar. O importante é encontrar uma maneira saudável de se expressar. Quando você se vê como uma tela em branco e uma obra em composição, você para de se acusar e de se sentir culpado. Todo artista sabe que você precisa remodelar a argila constantemente ou refazer a tela quando vê o mundo mais claramente. Por isso, torne-se essa obra de arte e crie o seu verdadeiro eu.

PARTE TRÊS

Cura

Animais como Facilitadores da Cura

Jack Stephens

Depois de um dia inteiro de reuniões da diretoria, eu estava pronto para ir para casa. Meus companheiros de diretoria me seguiram, convidados para o jantar. Assim que entrei em casa, o cheiro de assado, alho e vinho me atraíram para a cozinha, onde minha esposa preparava o jantar. Dei-lhe um beijo e perguntei se havia algo em que eu pudesse ajudar. Antes que ela pudesse responder, vi uma caixinha colocada no chão com um cachorrinho dentro dele. Embora ela estivesse com um sorriso no rosto, seu olhar expressava a inevitável tensão que a minha reação provocaria. Fiquei branco, mas ela sabia que eu não começaria nada na presença dos colegas da empresa. Meu único comentário foi: "Você precisa devolver este cachorrinho". É claro que os meus convidados apoiaram minha esposa, incentivando-me a ficar com o animalzinho. Eu realmente não precisava de mais responsabilidade ou preocupações na minha vida nesse momento. Já tínhamos dois labradores que exigiam nosso cuidado e atenção, e a minha atividade de veterinário estava criando muito stress com o tempo fora de casa.

Como bom madrugador, na manhã seguinte eu estava de pé antes do restante da família. Eu havia quase esquecido o cachorrinho, quando um choramingo vindo do cesto colocado perto da cama lembrou-me do "presente" da minha esposa. Tirei o bichinho do cesto, levei-o para fora e depois sentei-me para ler o jornal, como de costume. Incomuns eram os persistentes puxões do cachorrinho nas minhas meias que, logicamente, estavam nos meus pés. Continuei a ler, imaginando que ele logo perderia o interesse. Em vez disso, ele passou a rasgar e mastigar o jornal, que naturalmente ainda estava nas minhas mãos. Incapaz de impedir que um sorriso assomasse ao meu rosto, dediquei-lhe atenção total. Nesse momento minha esposa e minha filha desceram as escadas para testemunhar essa amolação do cachorro. "Então", perguntei brincando, "quando vão devolver o Spanky?" Eu já havia dado nome ao cachorrinho, e minha esposa sabia que essa era minha maneira de dizer que podia ficar com ele, sem precisar realmente usar palavras. Ela sorriu para mim e continuou na direção da cozinha para tomar sua xícara de café da manhã. Eu sabia que não deveria ter sido tão rígido.

Spanky logo se tornou o cão dominante na casa, sobrepujando os dois labradores, Remington e Brook. Nossa caminhada noturna ao parque, a uma quadra de casa, tornou-se um ritual que eles ficavam aguardando. Spanky insistia em tomar a dianteira, estabelecendo seu domínio. Uma vez no parque, eu atirava a bola para os labradores num infindável jogo de buscar e trazer enquanto Spanky temerariamente os perseguia e latia atrás deles, tentando alcançá-los e roubar-lhes a bola. Uma grande diversão, mas o nosso ritual noturno estava prestes a mudar.

Cinco meses depois que minha esposa trouxe Spanky para casa, recebi o diagnóstico de câncer na garganta de estágio IV, embora jamais tivesse fumado. O prognóstico foi que eu teria de seis a doze meses de vida, e o médico recomendou que eu me afastasse do trabalho durante esse tempo. Deixar o trabalho? A atividade de veterinário era uma das partes mais importantes da minha vida diária, e eu não conseguia me ver parando. Eu me sentia bem com as interações diárias com os animais e com as pessoas. Durante o tratamento eu precisaria dessa distração, e assim continuei trabalhando.

A distração que eu não previ foi Spanky. Sua capacidade de perceber a minha condição e estado de espírito ultrapassava a de qualquer ser humano. Minha esposa percebeu antes de mim a ligação que se estabelecera entre mim e Spanky. Uma noite, estacionei o carro na entrada de casa, me encaminhei para a porta e encontrei minha esposa já me esperando. Ela segurava um copo de bebida recém-preparada, gelada e pronta.

"Como você sabia a hora que eu chegaria? Alguém telefonou e disse que eu estava a caminho?", perguntei.

"Não", ela respondeu. "Spanky me avisou que você estava em casa, como faz todas as noites, sua rotina habitual."

"O que você está querendo dizer?", tornei a perguntar.

"Uns cinco minutos antes de você chegar, ele sobe até o gabinete, senta-se no encosto do sofá, e pela janela fica olhando para a rua até ver o seu carro. Então desce correndo e senta-se na frente da porta até você entrar", ela explicou.

Spanky, como fazia normalmente, pulava ao redor dos meus pés, balançando o rabo e imaginando por que eu não o pegava. Olhando minha mulher com aquela bebida em sua mão estendida, e em seguida para Spanky que corria aos meus pés, eu não conseguia acreditar no que ela dizia. Simplesmente fiquei ali. Certamente tratava-se de uma coincidência, por isso eu precisava de uma prova. Fazendo experiências em dias e horários variados, testamos essa teoria e descobrimos que ela funcionava em 90% das ocasiões. A nossa única resposta foi uma risada.

O comportamento de Spanky era inexplicável para mim. O que também me desconcertava eram meus sentimentos em relação a Spanky e as conexões com ele, algo que eu nunca havia sentido por nenhum bichinho anteriormente. Desde criança eu tivera bichos de estimação, variando desde os habituais cães, gatos e cabras, até bichinhos bem menos comuns, como pombos e mesmo uma coruja. Como veterinário, eu aprendera a curar e proporcionar bem-estar a esses animais, e todavia eu me percebi num território desconhecido.

Essa ligação com Spanky me ajudou a explicar algumas questões que haviam ficado sem resposta no decorrer da minha carreira como veterinário. Alguns donos de animais de estimação, eu achava, tinham um apego excessivo aos seus bichinhos. Refiro-me especialmente às discussões reais que ocorriam entre o bichinho e seu dono, às guias e coleiras vistosas combinadas com roupas enfeitadas que pareciam coisas usadas por humanos: pequeninos casacos e suéteres, chapéus e meias diminutos e até sapatos. Mas com Spanky eu começava a ver e sentir esse nível de apego.

Comecei a observar mais de perto também outras coisas. Durante os tratamentos no hospital, eu encontrava os mesmos pacientes regularmente. Alguns pareciam menos doentes e não tinham um prognóstico pior, mas não sobreviviam ao câncer. Eu me perguntava o que fazia a diferença, mas o meu pensamento sempre voltava para Spanky. Ele tinha o dom de me fazer esquecer dos momentos mais angustiantes, de me fazer rir quando eu não tinha disposição para isso, ajudando-me nesses momentos a esquecer os efeitos debilitantes dos tratamentos. Eu sabia que devia haver algo mais do que um vínculo emocional com Spanky, algo que exigia pesquisa, uma explicação.

Minha curiosidade e interesse por essa pesquisa diminuíram um pouco à medida que meu tratamento continuava; havia noites em que eu simplesmente não conseguia encontrar energia ou disposição para levar os cães para o passeio no parque. Spanky sentia o meu esgotamento nessas noites e sentava-se em silêncio comigo no sofá. Outras vezes, eu perdia o ímpeto e a motivação para ir, mesmo sabendo que me sentiria melhor se fosse. Se não fosse minha esposa a insistir comigo para fazer aquela caminhada, eu provavelmente retrucaria rispidamente. Porém Spanky sentia que eu precisava apenas de uma pequena motivação. Uma noite, sentado no sofá, ouvi um latido alterado que desviou minha atenção da televisão. Olhei e vi Spanky parado aos meus pés. Ele segurava a guia delicadamente entre os dentes, quase dando a impressão de que um sorriso se esboçava na saliência dos seus lábios, o rabo abanando incessantemente. Ele não estava pedindo, ele estava insistindo para que eu me levantasse e saísse com ele. Foi impossível recusar.

O estratagema da guia e do sorriso não funcionava sempre, mas isso não o impedia de continuar tentando novos artifícios. Embora Spanky fosse um *pinscher* em miniatura, uma noite ele assumiu a *persona* de um *terrier* Jack Russel quando começou a pular insistentemente na frente da porta, do chão até a fechadura, sem parar. Se não conseguia toda nossa atenção com essas cabriolas, ele juntava um latido a cada salto. Egoisticamente, minha esposa e eu apreciávamos o espetáculo durante algum tempo antes de eu terminar o seu sofrimento levando-o para seu passeio bem merecido.

Depois de muitos meses, meus tratamentos chegaram ao fim e o meu câncer entrou oficialmente em remissão. Minha vida se estabilizou, retomando sua rotina; parte dessa rotina incluía algumas tarefas domésticas, como cortar grama. Num sábado de manhã, deixei Spanky dentro de casa, como de costume, porque eu iria cortar a grama na frente. De algum modo, Spanky conseguiu fugir pela porta dos fundos e, concentrado na minha atividade, não percebi que ele estava fora. Carros passavam de um lado e outro sem que eu os notasse, mas um caminhão chamou a minha atenção. Eu parei e o observei passar, e foi então, depois que ele passou, que vi Spanky deitado no meio da rua. O motorista do caminhão não havia se preocupado em desacelerar ou parar. Meu companheiro de todos os momentos estava morto. Não havia nada que eu pudesse fazer, senão lastimar.

A vida tinha outros planos para mim, porém. No sábado seguinte, a mulher que criou Spanky tocou a campainha da porta, depois de viajar 120 quilômetros até minha casa. Quando abri a porta, ela imediatamente soltou nos meus braços um cãozinho parecido com Spanky. Tentei devolvê-lo com a mesma rapidez: "Não quero outro cachorro. Não seria justo com Spanky". Recusando-se a pegá-lo, ela começou a se afastar. "Estou indo a San Diego. Cuide dela para mim por hoje; eu a pego na volta." Acho que não preciso aborrecê-lo dizendo que ela não voltou naquele dia para apanhar a cachorrinha. Até o fim da primeira hora, dei a ela o nome de Skeeter.

Embora Skeeter se pareça com Spanky, ela é acanhada e tímida, satisfeita em ser uma cadelinha de colo, enquanto Spanky era seguro de si e expansivo, satisfeito apenas quando fazia suas explorações. Devo muito a Spanky. Ele me ensinou a verdadeira natureza e o poder de cura da nossa relação com nossos animais de estimação. Mediante minhas próprias investigações, descobri pesquisas que ratificam as minhas suspeitas sobre os benefícios de Spanky em minha luta contra o câncer. Com muita coragem, criei a Fundação Skeeter, uma organização sem fins lucrativos que tem como objetivo apoiar e educar o público sobre nossas crenças com relação ao vínculo entre os seres humanos e os animais e seus efeitos na cura.

Com a minha natureza extrovertida, posso agora compreender melhor os donos de animais de estimação que antes me irritavam um pouco com sua complacência excessiva. Tenho orgulho em dizer que comprei para Skeeter uma bela coleção de coletes e suéteres, guias e coleiras.

Eu acordo antes que o despertador toque e sento-me na beira da cama. Olho para minha mulher e ouço o ritmo cadenciado de sua respiração, indicando que ela ainda está dormindo. Skeeter pula da cama, corre até a porta do quarto e pacientemente espera que eu a deixe sair. Meu travesseiro ainda mantém os sinais de onde eu dormi. Eu desligo o despertador antes que ele soe e em seguida coloco por um instante a mão sobre a caixinha de bronze que conserva as cinzas de Spanky. Obrigado, meu amigo.

REFLEXÃO DE BERNIE

Os animais são nossos professores porque não precisam de todo o tempo de que nós necessitamos para aprender a amar e perdoar.

Antes de refletir sobre aspectos específicos da história de Jack, eu gostaria de dizer que há benefícios cientificamente comprovados decorrentes da posse de animais de estimação. Num desses estudos, pessoas que tinham um cachorro, ao receber alta depois de um ataque cardíaco, apresentavam uma taxa de mortalidade de apenas 5% após doze meses. A taxa de mortalidade dos que não tinham um cachorro era de 26%. Quando você acaricia um cachorro, os seus níveis de oxitocina e de serotonina sobem. Esses são os mesmos hormônios que têm seus níveis aumentados quando uma mulher dá à luz e que são também responsáveis pelo sentimento de ligação que ocorre entre mãe e filho. Assim, os animais de estimação nos ajudam a ficar conectados. É essa sensação de união e amor que reforça o nosso índice de sobrevivência e torna difícil voltar para casa sem um cão ou um gato quando visitamos um abrigo de animais.

Os animais vivem esse vínculo e sabem como ter suas necessidades atendidas. Eles se movimentam, fazem barulho e expressam sentimentos, e Spanky era um exemplo perfeito disso. Ele não era um sofredor submisso, mas mostrava um comportamento de sobrevivente. Ele se apresentava com um salto e uma guia e procurava garantir que alguém satisfizesse suas necessidades. Um dos nossos cães, Furphy, deve ter sido advogado. Ele não cessa de me dizer o que fazer, para onde ir, quando alimentá-lo, e muito mais. Uma vez, dirigindo, o carro me pareceu muito silencioso, e então me virei para o assento de trás para ver o que ele estava fazendo. Descobri que eu havia saído com o nosso outro cachorro, Buddy, não com Furphy. Então voltei para casa e encontrei Furphy na entrada com um olhar que me indicava a posição que eu ocupava na sua lista de pessoas inteligentes.

Os animais conseguem viver com um senso de paz que temos muita dificuldade em alcançar. Eles parecem saber sem nenhuma dúvida que estamos aqui para amar e que nosso corpo é apenas o mecanismo que usamos para esse fim. Os animais não precisam de saúde ou de corpos perfeitos para amar e ser amados. Assim, eles podem aceitar as suas limitações e aflições muito melhor do que os seres humanos.

Os animais também não têm dificuldade em encontrar sentido na vida e nas atividades cotidianas. As pessoas, por outro lado, acham isso um problema. Todos nós precisamos compreender que o trabalho é uma maneira de formar vínculos e relacionamentos. São as pessoas com quem interagimos que dão sentido à nossa vida, mas infelizmente muitos diriam que as pessoas só criam problemas. Ainda bem que Jack não deu ouvidos ao seu médico e não abandonou o trabalho que significava tanto para ele e o realizava. Se você perde o sentido da vida, pode ser difícil sobreviver. Certa vez, um homem entrou no meu consultório e disse: "Não tenho motivo para viver. Não posso mais trabalhar". Eu lhe mostrei que sua esposa e os dois filhos poderiam ser um motivo. Ele me olhou como se eu tivesse acabado de bater-lhe na cabeça com uma marreta.

Jack manteve uma atitude saudável e deu ouvidos à sabedoria do seu coração. Ele teve coragem, e foi corajoso o suficiente para seguir o que seu coração lhe dizia. Ele continuou trabalhando e aceitou o cãozinho porque se sentia melhor quando este estava ao seu lado. Os homens precisam estar dispostos a ter consciência do seu lado feminino e dos seus sentimentos. Os cães servem de modelo também para isso.

Os animais vivem no momento, e como a consciência é não local, podem sentir o bem-estar de seus donos, prever e adverti-los sobre enfermidades iminentes, ataques cardíacos, câncer de pele, e assim por diante. Nós também temos essa habilidade. Eu podia sentir em meus pacientes quem estava bem e quem não estava. Era como uma energia que irradiava ou não quando eles entravam no consultório. O que nos impede de concretizar essa capacidade com a mesma facilidade dos animais é o fato de pensarmos demais. Quando quero me comunicar com nossos cachorros, eu sei que preciso me acalmar, entrar na mente deles e ficar com eles, em vez de ficar imaginando onde estão, por que fizeram uma coisa ou outra, e assim por diante. Quando ajo dessa maneira, sempre dá certo.

Como eu disse, a vida é uma série de começos. Sempre que você sofrer uma perda, recomece. Quando Jack perdeu seu cachorrinho, ele teve o bom-senso de dar outro nome ao novo cãozinho. Ele reagiu à dor, o que resultou em novas forças. A forma por ele idealizada de aproveitar o câncer para encontrar esperança e alegria foi começar a Fundação Skeeter, criada com o objetivo de educar proprietários de animais de estimação. Posso dizer que Spanky está orgulhoso dos seus pais humanos pelo que eles fizeram. Ele sabe que, por causa dele, o comportamento dos seus donos é quase tão bom quanto o de um cãozinho.

Águas Cinzentas

Beverly Hoffman

Você precisa buscar o canto da Baleia dentro de você. Ouvindo o chamado da Baleia, você se unirá aos Ancestrais num nível celular.
— Jamie Sams e David Carson

Retrocedendo a doze anos atrás, a minha primeira lembrança depois da minha biópsia foi a da médica entrando no quarto do hospital, o cheiro de antisséptico pairando em torno dela. Meus sentidos ficaram mais alertas, do mesmo modo que ficam na noite de *Halloween* quando vejo brincos numa abóbora piscando e balançando na cabeça de uma criança com cabelos verdes que ameaça praticar uma travessura caso não ganhe uma guloseima. A médica não me olhou nos olhos. Então eu soube.

Ela optou por se ocupar virando as páginas do meu prontuário, seu polegar folheando papéis contendo informações sobre mim — idade, peso, resultados dos exames de sangue e relatório da biópsia. Então ela fechou a capa de metal, a cor das nuvens da noite de outubro encobrindo a lua. Ela deu uma pancadinha no prontuário com o indicador, um som que esmoreceu antes que ela batesse outra vez.

Pensamentos confusos misturavam-se na minha cabeça: "Não posso morrer. Eles vão me curar, como fizeram com mamãe. E com Karen. A médica havia dito que tinha certeza de que não era câncer depois da coleta do material".

O tempo havia sido um amigo especialmente querido no último mês. Depois que encaminhei os documentos para a aposentadoria, o Tempo e eu tínhamos sonhos diáfanos. Planejamos meses à frente — se eu tentaria pintar com aquarela ou com óleo. Escrever como segunda profissão? E o primeiro lugar que visitaríamos — o Alasca ou a talvez a mais distante Mongólia? Perguntei ao Tempo que tipo de avós seríamos.

Certa noite, oscilando entre a insônia e o sono, eu me virei e a minha mão tocou de leve o meu seio. Um caroço? Fiz minha mão voltar ao ponto para sentir a pele lisa — nenhum caroço. Então eu pude afastar a ideia sombria que me criara um nó na garganta e pensar apenas nos sonhos sobre o jardim que eu cuidaria. Meus dedos procuraram o seio. Eu o encontrei. *Não pode ser. Não agora. Eu passei por muitas experiências difíceis para aproveitar alguns anos agradáveis daqui para a frente.* Não falei nada a meu marido naquela noite. É fácil negar. Acordei várias vezes durante a noite, a minha mão voltando ao local para onde o instinto, muito mais preciso do que um sistema de posicionamento global, me dirigia.

Uma lumpectomia confirmou o câncer. Optei por viajar do Panamá, onde eu era professora de inglês na escola do Departamento de Defesa, para Houston. A equipe do dr. Anderson esperava a mim e a milhares de outras pessoas que vinham todos os anos de outros países numa peregrinação à Terra Santa da medicina de ponta, o lugar que estendia uma mão de esperança. O tempo se comprimia enquanto eu deixava os planos de aula, comunicava aos amigos e calculava onde ficaria por nove semanas numa cidade que eu até então só conhecia por sua umidade e seu petróleo.

O tempo se grudou em mim, tiquetaqueando seu ritmo dissonante, insistente. Deitada nua na mesa de radiação — marcas azuis indicando os limites externos e marcas vermelhas os alvos exatos — os segundos pareciam longos o bastante para eu aprender uma nova linguagem, uma linguagem complicada e complexa que exigiria anos de aprendizado.

Tornei-me parte do processo de derrotar o Tempo. Quando o canhão de radiação esquadrinhava meu corpo e em seguida mirava o assassino, eu esperava que sua missão fosse completa: destruir, evitar que as células cancerosas se dividissem com a velocidade do fogo, ávidas por se alimentarem de células saudáveis, seu alimento preferido, para poder se transformar em cães agressivos, nunca satisfeitos, sempre famintos. Sempre à procura de mais uma mordida saudável.

Eu prometi que não me recolheria em mim mesma e me fixaria no câncer. No meu primeiro dia no hospital, apresentei-me como voluntária para trabalhar duas horas por dia ajudando a equipe e os pacientes. Depois do meu tratamento e do trabalho, eu deixava o cheiro de pinho-sol, as ruidosas máquinas portáteis de oxigênio, os amarelecidos pacientes esqueléticos com lenços estampados fornecidos pelo hospital amarrados em volta da cabeça ao estilo turbante, e ia para Galleria Mall, de três andares, onde a segurança e o conforto do ar-condicionado me permitiam o luxo do exercício. Eu caminhava pelo menos durante uma hora.

Eu tinha a minha rotina. Primeiro, almoço de sopa de tomate e manjericão num restaurante francês que dava para a pista de patinação no gelo. Eu sorvia a sopa e observava os patinadores deslizarem ao som de música e sempre tensionava os ombros quando as lâminas freavam contra o gelo.

Depois do almoço eu caminhava. E, claro, pensava sobre o futuro. *O câncer iria me matar?* Em algumas lojas de cosméticos eu me borrifava com o perfume Eternity. Depois, durante a caminhada, eu inalava a fragrância adocicada que permanecia nos pulsos e atrás das orelhas.

Finalmente, eu ia para a casa que usaria durante as nove semanas, a casa de uma parenta, Eulah, que vivia as angústias iniciais do mal de Alzheimer. Eu ouvia as mesmas histórias várias vezes todas as noite. Por fim, resolvi colocá-las no papel, junto com centenas de suas fotos datadas desde o final dos anos 1930 que ela nunca havia organizado. Fiz álbuns de recortes para ela, cinco deles para seus parentes próximos. Ela me acolheu, e todas as manhãs me fortalecia com ovos fritos com manteiga e bacon. Éramos uma dupla fabulosa, cada uma transformando as rotinas em rituais que nos ajudavam a lidar com a nossa situação. Precisei de dois dias para me apaixonar por Eulah, por seu coração generoso e pela graça que mantinha enquanto observava sua mente degenerar.

Na clínica de radiação, meus horários coincidiam com os de um jovem do México que tinha câncer na garganta e cujo olhar materno almejava que ele melhorasse, e com Brooke, uma menina de 2 anos de idade, acompanhada pela mãe, Danielle, e pelo pai, quando ele conseguia sair do trabalho. Nós nos tornamos uma família e compartilhávamos nossas jornadas de sobrevivência, tanto ao câncer como à Houston tomada pelo trânsito. Nós intercambiávamos nomes de restaurantes. De eventos. Concordávamos que a nova enfermeira com sobrancelhas que pareciam jubas de leão era muito rude.

Dia após dia o tempo se reciclava, arrastando-se entre compromissos agendados, visitas aos médicos, e intermináveis subidas e descidas em elevadores do hospital com campainhas sempre tocando e com portas de aço que rangiam cada vez que abriam. Todos esperávamos pelo dia em que receberíamos a nossa última dose de reforço e seguiríamos nosso caminho. Meu dia foi 1º de agosto. Nessa data meu marido havia chegado do Panamá, depois de ter fechado três escolas e se aposentado oficialmente. Juntos nos apressamos para o último tratamento e nos despedimos da equipe e dos médicos.

Fomos de avião até Seattle e seguimos de carro até Sequim, nosso novo destino. Era a nossa primeira casa, porque havíamos morado em residências do governo durante quase trinta anos, e eu pedi a meu marido que me pegasse no colo e levasse para dentro. Como um marido especial poderia negar esse pedido? Ele respirou fundo e me levantou. Entramos em nosso primeiro lar. Juntos. Não havia móveis, é claro, mas tínhamos espaço de sobra para sonhar com a nossa nova vida.

O tempo passou, e um a um eu assinalei cinco anos no calendário. Eu fazia jardinagem e pintava. Preferia aquarelas ao óleo. As aquarelas eram mais imprevisíveis e ficavam transparentes no papel. Decorei nossa casa nova. O ar de Washington me enchia de energia renovada. Eu caminhava e decorava poesia.

Numa tarde em particular, eu estava atolada no barro, criando um novo jardim, pensando sobre o fato de ter sobrevivido sem uma recorrência do câncer durante cinco anos, esse número mágico em que as companhias de seguro consideram curados os pacientes de câncer. Lembrei-me de Brooke, a garotinha de 2 anos que esperava para saber se seu olho canceroso precisaria ser removido. Eu saí do hospital um dia antes de a família receber o veredicto. Cinco anos depois, tive uma sensação forte de que devia entrar e telefonar para Danielle, e saber se sua filha sobrevivera e como estava. Com a pá na mão, sementes para plantar, raciocinei comigo mesma que devia antes terminar o jardim e depois fazer a ligação. O gume metálico do tempo escarneceu de mim e me provocou até que tirei os sapatos sujos de lama e as luvas molhadas. Com passos pesados, entrei em casa.

Quando liguei para Danielle, sua irmã Tiffany, casualmente, percorria a casa de Danielle para apanhar uma sacola esquecida. Eu lhe contei minha história e ela me garantiu que sua sobrinha Brooke, então com 7 anos, estava viva e irritadiça. Ela prometeu transmitir minha mensagem a Danielle, que retornaria minha chamada em minutos. Sentei-me na minha varanda, vinte metros acima do Estreito de Juan de Fuca. As Montanhas Rochosas Canadenses pairavam profundas na linha do horizonte, purpúreas e enevoadas. As águas do Estreito dirigiam-se para a praia, uma maré tão suave que eu podia ver as pedras debaixo das ondas.

O telefone tocou. Danielle. Sentei-me numa espreguiçadeira, olhando para o Estreito, enquanto conversávamos. De repente as águas escureceram. Olhei para o céu, esperando ver nuvens de tempestade se formando. O céu estava azul. Olhei novamente para a água. Enxerguei alguma coisa que nunca havia visto antes e não vi desde então. Duas baleias cinzentas subiram à superfície ao mesmo tempo e logo voltaram a mergulhar. Depois de trinta segundos eu as vi emergir novamente e então as perdi de vista.

"Danielle", sussurrei. "Você não vai acreditar no que eu estou vendo. Duas baleias acabam de passar. Duas cinzentas magníficas."

"Você está brincando!"

"Não estou." Comecei a chorar, tocada pelo gracioso bom preságio oferecido pela Natureza. Na tradição nativa americana, as baleias são os mantenedores da memória. Meu coração reduziu seus batimentos ao ritmo do tambor do xamã, a pulsação universal que alinha todos os seres de coração a coração.

Grandes vidas ainda a ser vividas. A de Brooke e a minha.

O tempo me abraçou enquanto estendia seus braços para o futuro.

REFLEXÃO DE BERNIE

Dedique tempo às coisas simples, pois elas são as
mais preciosas.

Espero que ao ler a história de Beverly você tenha percebido a importância de passar o seu tempo fazendo o que lhe dá prazer e o faz feliz. Quando faz o que lhe traz alegria, você se torna um participante ativo na própria saúde.

Às vezes, as coisas que influenciam a sobrevivência são muito simples, como fazer uma caminhada. Ao caminhar, você tem a oportunidade de tomar consciência dos seus pensamentos e sentimentos, e de não se distrair com as bobagens sem sentido com que a maioria das pessoas se envolve. Estudos mostram que caminhar pode ser mais terapêutico do que frequentar uma academia. Creio que acontece isso porque os seus pensamentos ficam mais concentrados enquanto você caminha sozinho em contraposição às atividades realizadas em grupo.

Outra atividade de sobrevivência que Beverly apresentou foi sua disposição de ajudar os outros, movida pelo desejo genuíno de fazer isso e, ao mesmo tempo, sem negar suas necessidades e sentimentos. Quando dá amor, você se beneficia. Voluntários vivem vidas mais longas, mais felizes quando o ato de voluntariado nasce de um desejo sincero de ajudar os outros, e não de um sentimento de culpa ou de negação das próprias necessidades.

Como pintor, sei como pode ser gratificante criar uma obra de arte. Quando a atividade com que você está envolvido o faz perder as pegadas do tempo, ela o afasta do seu mundo e preocupações cotidianos; é como estar num estado de meditação saudável. Esse é para mim o estado mais saudável em que alguém possa estar. Ele transmite ao seu corpo uma mensagem positiva, e quer se trate de jardinagem, pintura ou de passatempo com os netos, é um tempo de cura para você.

E por último, mas não menos importante, há o efeito terapêutico da natureza. Num quarto de hospital ou num apartamento, as pessoas que podem ver a natureza através da janela sentem menos dor e ficam menos estressadas do que aquelas que ficam no primeiro andar olhando para uma parede de tijolos. Pense sobre a reação de Beverly ao ver as baleias. Ela as tomou como um sinal de Deus de que sobreviveria. Quando você se torna uno com o espetáculo da natureza, tudo é possível. Ela chama isso de gracioso bom presságio, e literalmente é isso que cria a cura verdadeira e os milagres.

Algema de Dedos Chinesa

Judith Fraser

"Onde você esteve?", perguntou George, um conhecido da academia de ginástica da vizinhança, enquanto subia na esteira ao lado da minha. "Você desapareceu por seis meses, pelo menos." Como eu sempre me sentira à vontade no passado em comentar com ele situações da minha vida, respondi honestamente: "Tive câncer. Mas agora estou bem". Na verdade, eu me movimentava mais lentamente do que de costume, mas apenas acordar e sair da cama me parecia um melhora enorme com relação ao que eu havia passado. A cirurgia e as seis semanas de radiação haviam me deixado com a sensação de uma boneca de pano com parte do enchimento para fora.

Olhei pelas janelas que se distribuíam pela academia à nossa direita. O vento do outono soprava contra os vidros algumas folhas multicoloridas de árvores próximas. Elas produziam um leve sussurro — lembrando-me que a estação estava mudando novamente. O tempo avançava e eu ainda fazia parte dele.

George ajustou o boné preto sobre seus olhos escuros para bloquear um pouco o brilho da luz. "Bem, o que você fez para provocar isso?", ele perguntou em tom baixo, monótono.

O que ele acabara de dizer? Meu estômago se contraiu enquanto suas palavras explodiam na minha cabeça. O que eu havia feito para provocar aquilo? Meus dedos agarraram com mais força o apoio da minha esteira para firmar as pernas. Forcei a respiração para que ela penetrasse mais profundamente no diafragma para acalmar o zigue-zague do meu coração.

A pergunta de George era assustadora. Eu compartilhei com ele um aspecto vulnerável de mim mesma, e esperava que meu amigo respondesse com algo estimulante. Algo como os votos de melhoras e boa recuperação que eu tanto tinha ouvido ultimamente e que me faziam sentir bem — "Bem, parece que você superou um período difícil", ou "Lastimo que você tivesse de passar por isso". Em vez disso, suas palavras — diretas e sensatas — me sacudiram até o âmago.

George estava me fazendo ver o meu lado sombra, a parte de mim que no passado se sentira segura na falsa crença de que eu tinha controle sobre a minha vida. A parte arrogante, inocente, que eu pensava estar acima de uma doença grave como o câncer. Não obstante 90% dos meus parentes terem morrido de câncer, eu resolvera superar suas fraquezas genéticas. Eu comia os vegetais adequados, frutas e peixe. Tomava vitaminas, fazia exercícios (veja — lá estava eu na academia, naquele exato momento), meditava diariamente e até ensinava centenas de pessoas estressadas a reduzir o stress. A minha cabeça estava legal e os meus pés estavam no chão. O câncer era uma preocupação dos que tinham vontade fraca, certo? E eu não era fraca, jamais.

Imagens de mim mesma sentada no consultório do médico dançavam na minha cabeça enquanto eu continuava caminhando na esteira.

Eu fora consultá-lo levada por uma dor de estômago. Era uma dor persistente, e por mais que eu fizesse, ela não desaparecia.

Depois de me examinar, ele se pôs na minha frente, olhou para suas anotações e em seguida nos meus olhos. "Você tem câncer", ele disse, com a maior delicadeza possível.

"Câncer?", perguntei. Eu podia sentir a testa ficando tensa, formando pequenas linhas irregulares. "Não." Sacudi a cabeça. "Deve haver algum engano, tudo o que tenho é uma dor de estômago."

Seus olhos se suavizaram. Estou certa de que não fui a primeira a questionar o diagnóstico dele. "É câncer, definitivamente", ele disse. "E está em estado avançado."

Atordoada e atônita, eu me sentia como se estivesse no meio de um terremoto de sete pontos. O mundo obscureceu. Por alguns minutos fiquei sem saber onde eu estava ou quem eu era. Ele disse a palavra "C"? Ele deve estar enganado. Talvez ele tenha a Judith Fraser errada? Ou com o resultado errado? Num segundo ele perceberá seu erro, e isso tudo não passará de outro engano no meu passado. Eu me cobri com o manto da negação com a mesma facilidade com que uma criança veste a capa do Super-homem ou de uma princesa.

Meus pensamentos se tornaram mais claros. Isso era real, e eu consegui perguntar: "Qual é o próximo passo?" Mesmo naquele estado frágil, eu queria ter um certo controle.

"Uma tomografia computadorizada", foi a resposta do médico. Tomografia computadorizada? Um sonho recente que tive de repente ficou muito claro. Eu estava num navio e tentava salvar um gato que estava preso numa grade. E falhei. O gato me mordeu atrás do pescoço. Era o meu inconsciente tentando me alertar sobre a necessidade que o meu corpo tinha de maquinário moderno.

Depois da cirurgia, o médico me comunicou: "O câncer no seu útero era incomum. Era um sarcoma e podia ter se formado em qualquer lugar do corpo. Você teve sorte por ele ter crescido numa área que está protegida". Ele olhou suas anotações, e então acrescentou: "Você também tinha outro tipo de câncer no colo do útero que nós cauterizamos".

Outro sonho se esclareceu. Havia no centro do meu pátio uma piscina com o estojo de um violão nela submerso. Eu lamentava que o violão dentro dele se estragaria. As delicadas cordas e a frágil caixa não poderiam mais enviar música ao mundo.

Num dos lados da piscina havia um vaso quebrado cheio de pequenas flores. Fiquei preocupada porque as flores podiam morrer. Elas não estavam mais seguras naquele vaso.

O estojo do violão no meu sonho era uma imagem perfeita da proteção que meu corpo havia dado ao sarcoma. Ele me dava esperanças e um grande respeito pela sabedoria do meu corpo como eu nunca tivera antes.

O segundo símbolo no sonho — o vaso quebrado — me dizia que o meu colo do útero seria "desflorado". Minha nossa! Era muita informação vindo de algum lugar muito profundo dentro de mim.

"Que tratamentos alternativos têm ajudado em casos como o meu?", lembrei de perguntar ao médico.

"Não sei", ele respondeu.

Eu não sabia na época, mas recuando no tempo, vejo que ele realmente não nutria muitas esperanças para o meu caso. Ele achava que meus dias estavam contados. Mas então, não era ele que tinha sonhos incríveis; era eu.

Na academia, as folhas continuavam batendo nos vidros e produzindo o som como que de pequenos sinos. Acima de nossas cabeças, um dos televisores preso ao teto estava sintonizado no programa *I Love Lucy*. Várias pessoas em diversos aparelhos da academia ouviam o programa em seus fones de ouvido. George virou a cabeça e ergueu as sobrancelhas. "E então?"

Eu não lhe havia respondido. Não porque quisesse ser rude, mas porque não sabia o que dizer. Meu silêncio pareceu estimulá-lo a prosseguir. "Você sabe que somos responsáveis por tudo o que acontece conosco, não sabe? Quero dizer, tudo o que nos acontece é resultado do que fazemos." Gotas de suor multiplicavam-se na sua testa ampla.

Eu sabia que ele queria ajudar, mas eu tinha a sensação de que estávamos falando línguas diferentes. Eu não sabia falar a dele e não conseguia explicar o que acontecia dentro de mim. Na verdade, eu receava dizer-lhe o que se passava em mim por medo de que de algum modo houvesse outro julgamento que eu não conseguiria encarar.

"Se quiser, posso ajudá-la a ver o que você fez de errado", disse George, seu peito expandindo e retraindo devido à rapidez dos seus passos.

O ruído das suas palavras continuava batendo no meu corpo como uma tempestade de granizo insuspeita enquanto continuávamos a caminhar lado a lado. O seu exercício na esteira estava no modo "aleatório" e incluía várias marchas rápidas e inclinações elevadas. O meu exercício estava no modo "manual", marcha lenta — sem inclinações. Eu não estava tentando acompanhá-lo — tentava simplesmente seguir em frente.

A cacofonia de sons das máquinas de exercício e das várias conversas ao nosso redor ora se misturava ora se separava da minha sensação de culpa. Eu podia ver Lucy e Desi rindo na tela da televisão enquanto minha mente se ocupava tentando pensar na proposta de George.

"Terei feito alguma coisa para provocar esse câncer?", perguntei a mim mesma. Os pensamentos rodopiavam pela caverna escura na minha cabeça, procurando algum lugar para pousar que fizesse sentido. De vez em quando eles desciam sobre alguma coisa.

Uma vez foi tristeza. Meu cachorro havia morrido alguns meses antes. Uma amiga me disse que a tristeza podia enfraquecer o sistema imunológico. A morte do meu cachorro foi devastadora. Meu coração doeu muito; minha vontade era arrancá-lo e segurá-lo nas mãos.

Depois foi a comida. "Você é o que você come", diz o ditado. Eu tinha de admitir que nem sempre havia me alimentado tão bem como o fizera nos últimos anos. Houve um tempo em que eu sempre tomava sorvete depois do jantar. E, há muito tempo, frituras eram muito saborosas.

Então, talvez não fosse a comida, talvez fosse a inalação de toxinas em excesso. Li recentemente que ficar perto da bomba de combustível quando se abastece o carro pode causar câncer. E o ar — aquela névoa marrom que paira sobre a cidade pode provocar câncer. Posso ver essa névoa suspensa como um tapete sujo desde o cume da montanha acima da minha casa.

Todas as possibilidades do que eu podia ter feito de errado cruzaram pela minha cabeça, mas eu ainda não sabia o que dizer ao meu amigo. Continuamos o nosso exercício lado a lado num silêncio embaraçoso.

Em casa continuei a refletir sobre as palavras de George. O que eu havia feito para provocar a minha doença? *Tudo o que nos acontece é resultado do que fazemos.* Eu já ouvira afirmações desse tipo antes, mas dessa vez foi diferente. Aceitar contrair um resfriado ou uma gripe era diferente de desenvolver um câncer ou alguma coisa que pudesse me matar realmente.

Depois de alguns dias de ponderação, percebi que mesmo que eu tivesse causado a minha enfermidade ou tivesse sido de algum modo responsável por ela, a incriminação implícita nesses pensamentos era estressante. Ela me fazia olhar para o passado, não para o presente. Ela me dificultava ver o positivo do que havia ocorrido. Eu havia atravessado uma passagem escura da alma, a minha própria "jornada do herói", e saíra no outro lado com um pouco mais de sabedoria, com muito menos expectativa e com um respeito maior pelos meus sonhos.

Continuei a tomar meu suco de broto de trigo três vezes ao dia. Meu marido, Ian, havia feito um conjunto especial de prateleiras para eu cultivar meus próprios brotos. O simples fato de tocá-los com as mãos fazia sentir-me melhor. E o aroma — umm, não há nada como o aroma fresco do broto de trigo regenerador.

Minha filha, Tiffany, levava-me ao acupunturista várias vezes por semana. Além de fortalecer o que ele chamava de região do "rim", ele também me dava uma pequena jarra de chá de cogumelos secos para ajudar o meu corpo a ganhar força para repelir o câncer. Mesmo com a cirurgia e a radiação, eu sabia que o câncer podia estar à espreita, pronto para voltar a se manifestar na primeira oportunidade. Eu fazia tomografia computadorizada a cada três meses ao longo de todo o ano seguinte para poder contra-atacar o mais rapidamente possível.

Amy, minha nora, presenteou-me com um caderno de desenho e lápis coloridos. Continuei a colocar meus sentimentos — de forma abstrata — nas páginas em branco do caderno. Amy é uma artista, por isso quando ela desenha alguma coisa, sempre se pode dizer do que se trata. Quando eu desenho, tudo são cores e formas, e só eu consigo dizer o que é.

Minha amiga Lynne me emprestou os seus CDs de cura. Eu gostava especialmente de um que me levava até as profundezas de uma caverna em meu corpo. A caverna estava cheia de tesouros. Cada vez que eu entrava nela, desenterrava novas possibilidades, pepitas de ouro de um futuro feliz.

Quando algo me estressava, eu praticava o Processo da Jornada Interior que desenvolvi com minha amiga Anna May. Eu inspirava para dentro do stress conscientemente, imaginando o ar entrando e saindo do escuro, das teias de arame cuidadosamente construídas pelo stress. A Jornada me ajudou a ser compassiva comigo mesma de novas maneiras e a deixar de julgar o que devia e não devia ser.

Foi esse processo que me ajudou a reexaminar o medo que se manifestou quando meu amigo me questionou sobre eu ser a causa da minha doença. A mensagem que recebi daquela inteligência espantosa que vive dentro de mim foi: "Talvez ele esteja certo, talvez eu a tenha causado. Mas não adianta examinar como ou por quê. Apenas seja compassiva com o câncer. Ele é o agente estressante".

Comecei a examinar o que eu continuava tentando negar: Eu tinha câncer. Eu ainda posso ter câncer. Mas reverti o pensamento negativo sobre o câncer.

Comecei a questionar tanto as minhas crenças quanto as do meu amigo George. E se o câncer nem sempre for ruim? E se o câncer estivesse tentando ajudar o meu corpo a se reequilibrar? Perguntas assim produziram uma nova resposta. Foi um daqueles momentos "aha" que saltam das profundezas. É difícil dizer as palavras exatas, mas numa fração de segundo recebi a dádiva de uma percepção incrível.

Continuei a olhar para o câncer como se ele fosse um professor — tentando ajudar a reequilibrar o meu corpo. O efeito foi surpreendente. Ele mudou o meu modo de pensar de muitas maneiras.

A fraqueza que senti com a cirurgia e a radiação me lembrava de ver os problemas de cada dia sob prismas sempre diferentes. Se a bateria do carro me atrasava para um compromisso, isso não era uma grande coisa; tratava-se simplesmente de algo que, no devido tempo, se resolveria. Se eu estivesse muito cansada para encontrar os amigos para um jantar, isso também não era problema maior; poderíamos nos encontrar numa outra ocasião. Se um defeito na rede elétrica deixasse a casa sem energia, qual seria o problema? Eu sabia que a luz acabaria voltando à normalidade. A maioria dos problemas que enfrentei durante a minha recuperação não constituía uma ameaça à vida. Eram apenas pequenos solavancos ou desvios na estrada da vida.

Muitos anos antes, meus filhos tiveram um brinquedo chamado Algema de Dedos Chinesa. Era um cilindro pequeno, feito de casca de árvore; quando eles colocam os dedos dentro de cada extremidade e puxavam, os dedos ficavam presos. Mas quando cediam à força da armadilha, os dedos se soltavam. Eles adoravam ter essa sensação. Para eles, era magia.

Enquanto continuo buscando os aspectos positivos dos problemas que se me apresentam, penso nessa armadilha. Quando tento controlar as coisas sobre as quais não tenho controle, a sensação que tenho é de estar presa. Quando "solto" e faço o meu Processo de Jornada Interior, sinto a tensão do stress se dissipar.

Na minha visita mais recente ao médico, eu disse a ele que havia encontrado a resposta para a pergunta que eu lhe fizera algum tempo antes. "O tratamento alternativo para o câncer é o amor", eu disse. "Amor à vida e de uns aos outros." Ele sacudiu a cabeça e sorriu.

Sei que não se tratava de alguma coisa técnica que ele havia estudado no curso de medicina. Pelo aspecto do seu rosto, porém, acho que ele concordou.

REFLEXÃO DE BERNIE

Aprenda a soltar e comece a viver.

Judith aprendeu muito com sua experiência, e todos nós podemos nos beneficiar aprendendo com a compreensão que ela acabou de alcançar. Como diz Judith, o câncer se tornou seu professor. Você entra na caverna dentro de você para encontrar o seu tesouro e perde o medo do demônio que a guarda. Judith libertou-se da culpa e quis aprender sobre a vida. De repente sua vida deixou de ser tão penosa e todos os problemas se tornaram obstáculos menores. Judith não faz mais tempestade em copo d´água porque, comparado com o câncer, tudo é um copo d´água.

O controle era uma questão importante para Judith, e uma palavra que ela usava com frequência. Como eu disse anteriormente, os nossos pensamentos são as únicas coisas que podemos controlar. Com seu "Processo da Jornada Interior", Judith concentrou seus pensamentos e sentimentos. Ela demonstrou como pode ser proveitoso controlarmos os nossos pensamentos. Podemos manter as coisas em perspectiva e lembrar o que é importante. Isso nos possibilita sentir-nos seguros e nos dá a certeza de que as coisas não estão tão "fora de controle" como parece. Quando você aceita, solta e deixa de tentar controlar os acontecimentos, você encontra paz, amor e cura, e extrai deles todos os benefícios físicos, emocionais e espirituais possíveis.

Eu sempre insisto em que você responda inspirado pelo coração quando lhe perguntam: "Como você está?" Certifique-se de sua resposta seja verdadeira e que não se baseie no desejo de fazer os outros felizes. Judite disse a George: "Agora estou bem". Tenha cuidado com relação às pessoas a quem você expõe a sua vida, os seus sentimentos e as suas informações. George fez uma pergunta não imbuída de compaixão, nascida do fato de ele mesmo não ter passado pela experiência de ter um câncer. Ela brotou da sua cabeça, não do seu coração. Confidencie suas feridas somente a quem pode ouvi-lo e orientá-lo para um lugar de cura interior. Em geral são as pessoas que também sofreram de algum modo e podem ser movidas pelo amor. O amor não é uma terapia alternativa. É uma necessidade para a sobrevivência, e não há nada que ele não possa curar.

George não procedia de um lugar de amor, e agiu insensivelmente quando perguntou num tom acusador: "Bem, o que você fez para provocar isso?"

Muitas vezes eu era acusado de culpar os pacientes quando lhes perguntava o que havia acontecido recentemente na vida deles e como poderiam se beneficiar da doença. Eu não estou dizendo que você provocou a sua doença, e também não o estou acusando. O que lhe peço é que examine por que você pode estar vulnerável nesse momento. Quanto mais mudanças você viveu, mais vulnerável você se torna para a doença. E o que lhe peço é que você veja como pode curar sua vida para obter os benefícios físicos oferecidos pela química interna de uma vida sanada.

Não se trata de acusar a si mesmo pelos erros cometidos, mas de ponderar sobre questões como a morte de um membro da família ou de um animal de estimação, a perda de um emprego, um caso extraconjugal de sua esposa, um divórcio e outras mais. Você não pode separar a sua saúde da sua vida e, sim, as suas decisões realmente afetam a sua vida. Repetindo, incriminações e culpas não produzem nada de proveitoso. A questão agora é: "Como posso ser amoroso comigo mesmo e criar uma nova vida?"

Judith fala da inteligência espantosa que habita nas profundezas do seu ser e que lhe foi revelada por seus sonhos e desenhos. Precisamos prestar atenção à nossa sabedoria interior e à capacidade do corpo de se comunicar por meio de símbolos e imagens. Acredito que o estojo do violão no sonho de Judith representava seu útero porque eles têm um formato semelhante e é onde a vida é criada. E embora ela diga que seus desenhos eram abstratos, ela sabia que eles expressavam os seus sentimentos e que as formas e cores escolhidas significavam alguma coisa. O poder terapêutico dos nossos sonhos e desenhos infelizmente não faz parte do currículo dos cursos de medicina. Sugiro que você tente desenhar as suas opções de tratamento e as analise com sua família e amigos para ajudá-lo a decidir o que fazer.

Quando participa ativamente das escolhas que envolvem as opções de tratamento, você deixa de ser o paciente "bonzinho" e o sofredor submisso; você se torna um participante ativo e responsável em sua vida. A questão não é mais a acusação, a culpa e o "por quê?"; a questão agora é a vida. Como na algema de dedos chinesa, quando luta para vencer e se libertar, você continua preso no seu mecanismo. Quando solta para concentrar-se na cura e se permite parar de lutar para vencer a batalha, você se livra do mecanismo e começa a viver.

Xeque-mate

Verna Dreisbach

A porta do freezer emperra, como sempre, e eu puxo a alça outra vez, com mais força, para abri-lo. Eu estendo a mão em busca do sorvete de baunilha; o vapor frio do freezer sai para fora como um rio e desce até os meus pés. Os dedos se contraem quando o frio penetra na minha pele. Eu pego o pote de papelão e bato a porta. Retirando a tampa, calculo se há uma quantidade suficiente para mim e para meu avô. O que talvez falte no sorvete, posso completar com cobertura de chocolate. Raspo a última porção de sorvete do pote, minha mão coberta da baunilha do fundo. Em seguida, a cobertura. Que criação artística posso fazer dessa vez? Um rosto alegre com cabelo? Um vulcão? Um coração? Mostro a obra de arte ao meu avô, que está sentado em sua cadeira habitual, e espero sua resposta. Meu avô levanta os olhos do tabuleiro de xadrez, espreita por cima dos óculos de leitura, e pega a taça. Ele olha para a obra de arte e sorri. Eu me sento no chão, de frente para ele, meu lugar de sempre, com a taça no colo. Ele preparou o tabuleiro para o nosso jogo da noite, cada peça no seu lugar, as brancas no lado dele, as pretas no meu. Homem de poucas palavras, ele estuda o tabuleiro e começa a assobiar enquanto faz o primeiro movimento, um peão, E3.

Você deu entrada no hospital para tratar uma pneumonia. Não lembro de você doente até então. O seu resfriado não tinha jeito de curar; finalmente você entregou os pontos e foi ao médico. Não demorou muito para todos sabermos — câncer de pulmão em estado avançado. Fui ao hospital, decidida a ver o seu rosto, a ver nos seus olhos se essa sina era verdadeira. Dentro, o quarto era ofuscante. Tudo parecia branco; o chão, as cortinas, as roupas de cama, a própria luz do dia brilhando através da janela criava a ilusão de vidro branco, opaco. Enquanto esperava que meus olhos se adaptassem, uma porção mínima de Old Spice invadiu meu nariz. Era você? Familiares e amigos enchiam o quarto; eu abri caminho e me coloquei aos pés da sua cama. Não lembro quem estava lá, mas todos estavam tristes, e alguns choravam; eu só olhava para você. Não falei nem comuniquei a minha presença. Você se virou dos que recebiam sua atenção e olhou diretamente para mim. Por um momento, éramos as duas únicas presenças no quarto, e o silêncio preencheu o ar com expectativa. Os seus olhos. Era verdade. Que ousadia! Era um câncer que você podia ter evitado; você não entendeu o significado daquilo? Eu odiava aqueles maços com um maldito camelo neles. "Espero que aqueles cigarros tenham valido a pena." Eu me virei e fui embora.

Só às vezes precisávamos consultar o guia para verificar se uma jogada era legal ou não. Entre as jogadas, eu mexo o sorvete e a cobertura, formando uma mistura cremosa. Movimento o meu peão, E2.

A nossa relação se baseava numa compreensão e admiração mútuas, com poucas palavras. Eu o conhecia melhor quando ríamos juntos. Eu queria rir novamente como fazíamos quando eu tinha 4 anos de idade e você separava o meu brinquedo *See and Say*, remexendo as peças de modo que quando eu puxasse a corda e a flecha atingisse o porco, o som produzido fosse o do mugido de uma vaca. Quando a flecha pegava o coiote, o som era de um pato. Eu queria aquele momento, muitos daqueles momentos, de volta. Eu queria viver com a minha filha, algum dia, aqueles mesmos momentos vividos com você, dando a ela as mesmas lembranças alegres que eu tive.

Meu avô, tolerante com minhas constantes interferências, cantarola e assobia enquanto analisa estrategicamente suas posições no tabuleiro, Bc4, um bispo.

Eu queria que você aliviasse os meus medos com relação à sua doença, de modo a ficar bem sem você. Já com os primeiros passos, aprendi que você tinha o poder de acalmar os meus medos. Poucas crianças aprenderam a caminhar e a andar de bicicleta com a perna engessada. O que sabiam os médicos? A deformidade estava no meu joelho, e mais tarde se resolveu por si mesma. Na hora de tirar o gesso no hospital, fiquei tão apavorada com o som e a visão da serra elétrica, que você me levou para casa e tirou o gesso aos poucos com uma pequena serra de mão.

Minhas pernas começam a entorpecer e preciso mudar de posição. Rolo sobre a barriga, apoiada nos cotovelos, o queixo quase tocando a taça de sorvete. Eu também movimento um bispo, Bc2.

Eu esperava que você fizesse parte da minha família um dia, que me levasse pela nave central da igreja e me entregasse a um homem que sei que você aprovaria. Eu queria ver o seu rosto e as suas lágrimas de alegria com a chegada do meu primeiro filho. Sua aprovação e orientação eram tudo para mim.

O som de música regionalista que enchia a casa acaba quando a agulha chega ao fim da última faixa. Meu avô se levanta para colocar outro disco no prato do toca-discos. A música enche o ar outra vez e meu avô volta, dessa vez a rainha, Qf3.

Mesmo com o diagnóstico de câncer de pulmão, você continuou a rir, a assobiar e a trabalhar. Você continuou a jogar xadrez comigo e a tomar sorvete de baunilha com cobertura de chocolate. Nossos jogos não duravam muito tempo e eu lhe dava a porção maior do sorvete, mas os jogos já não importavam tanto. De alguma maneira, eles haviam mudado. Eu não me importava em vencer ou em aplicar alguma estratégia, e você também não. Nós gostávamos do ritual, do momento.

Levanto-me para esticar as pernas e colocar as taças de sorvete vazias na pia da cozinha. Não consigo resistir ao vidro cheio de bombons que está à minha frente sobre o balcão. Pego um para mim e outro para meu avô, e volto para o nosso jogo.

Eu gostaria de ter passado mais tempo com você, mas eu estava muito ocupada crescendo e começando uma carreira. Eu imaginava que poderíamos passar mais tempo juntos quando minha vida fosse mais calma, depois que minha profissão estivesse estabilizada. Isso não aconteceu. Eu só vinha para casa nas férias.

Não quero que isso aconteça novamente. Não quero chegar ao fim da minha vida sendo ausente na minha própria família — meu marido e meus filhos. Não quero arrepender-me por ter perdido os momentos de diversão, do acúmulo de lembranças alegres ou do testemunho de seus momentos de realização. Não tive experiências suficientes, lembranças suficientes com você. Eu queria mais. Eu precisava de mais. Não dei o devido valor a uma das relações mais importantes da minha vida, embora tenha poucas dúvidas com relação ao quanto nós sabíamos que éramos importantes um para o outro.

Os bombons não conseguem distraí-lo. Último movimento do meu avô, eu não estava prestando atenção, a rainha, Qxf7, xeque-mate.

Você terminou o trabalho na sexta-feira e morreu no domingo.

Às vezes, eu venço. Meu avô não é daqueles que me "deixam" ganhar. Eu preciso adquirir minha destreza. É um processo de aprendizagem, não uma disputa, e eu nunca me sinto diminuída com os nossos jogos. Essa não é hora de conversar sobre as atividades do dia ou sobre as novidades, mas de sentar-nos em silêncio, concentrados, e de desfrutar o momento.

Embora eu saiba que é improvável, peço uma nova partida. Depois de jogar durante uma hora ou mais, em vez de um novo jogo ele me tenta com uma lição sobre sua calculadora científica. Pulo do chão para seu colo, meu rosto encostando no dele; a barba de um dia arranha minha pele delicada e o cheiro de Old Spice penetra no meu nariz. Meu avô sabe que vejo essa sua calculadora com espanto e curiosidade com tantos botões, símbolos, palavras e cores, e ele gosta de me mostrar todas essas funções. Depois de prolongar minha lição o máximo possível, é tarefa minha guardar as peças de xadrez e recolocar o jogo no armário até o desafio do dia seguinte.

Você me ensinou o valor da família e a importância de ter alguém para amar, em quem confiar e com quem contar. Infelizmente, não aprendi essa lição senão depois da sua morte, pois considerava o tempo como um fator líquido e certo. Isso jamais voltará a acontecer. Eu estarei presente para minha família; sorrindo com alegria quando meu marido e eu celebramos nossas promessas, segurando a mão da minha filha para acalmar seus medos atrás da ambulância, chorando de alegria quando meus filhos fazem sua queimada tripla, pondo-os para dormir à noite e lendo-lhes histórias para adormecerem. Tempo é tudo o que eu tenho.

Sua morte me fez pensar sobre o tempo, sobre a família. Eu me tornei uma mãe caseira e dei aula a meus filhos em casa. Minhas escolhas criaram uma família mais feliz e mais forte, não apenas entre mim e meu marido, mas também entre as crianças. Conseguimos passar mais tempo juntos, relaxar e aproveitar nossos dias sem o tique-taque do relógio enquanto os dias parecem passar por nós. Minhas lembranças mais queridas são, de longe, as das manhãs. Quando o sol nasce, as crianças, uma a uma, sobem na cama e se recolhem debaixo das cobertas até estarmos todos cobertos com travesseiros, cobertores, gatos e crianças. Esse é nosso momento para acariciar, ler e conversar. Não existe, absolutamente, maneira melhor de acordar pela manhã, e eu espero que eles lembrem esses momentos tanto quanto eu lembro os meus momentos com você. Quero que minha família saiba que eles são a coisa mais importante da minha vida, e que eu estarei sempre presente para eles, para vê-los todos os dias e desfrutar com eles cada momento. Eles não têm nenhuma dúvida na mente de que estarei em casa para eles, para testemunhar seus momentos de maior orgulho e para acolher seus sentimentos mais profundos, como você fez comigo.

Precisarei lembrar nosso jogo de xadrez e todas as estratégias novas que descobrimos. Meu avô não esquece o que eu aprendi e seguramente chamará a minha atenção para os meus erros e para a minha falta de concentração se eu não aplicar o que aprendi. Seguirei para a minha cama repassando os estratagemas que aprendi esta noite. Ele não ganhará daquele jeito amanhã. Ele vai ter de achar um truque novo!

REFLEXÃO DE BERNIE

Aceite o seu tempo limitado e passe-o com as pessoas que você ama.

"Xeque-mate" é uma história que demonstra como um tempo de qualidade vivido junto com as pessoas que amamos exerce um efeito benéfico sobre todos. Quando minha esposa fazia comédia em pé em nossas apresentações, uma frase que ela usava, e que tenho certeza todos já ouviram é: "A vida é incerta. Coma a sobremesa primeiro". Por isso, sugiro que você aproveite o sorvete e o jogo de xadrez e viva o momento. O valor que Verna dá aos pequenos detalhes ajudou-a a criar lembranças vívidas que irão durar toda a sua vida. Ter um avô que ia muito além do apelo da ternura ajudou-a a adquirir a capacidade de partilhar emoções e a criar lembranças que continuarão por gerações. Seu avô estará sempre presente nas lembranças de Verna.

Todo relacionamento evolui com o tempo, às vezes estreitando-se mais do que as pessoas envolvidas poderiam prever. Avós e netos geralmente criam um vínculo que transcende a linguagem tradicional. Como Verna diz, não se trata da atividade, mas do tempo passado juntos. Os avós têm a regalia, muitas vezes quase desconsiderada, de relacionar-se como um colega de escola ao mesmo tempo em que preservam o respeito de pai. Isso lhes dá a oportunidade de influenciar como um amigo e de ensinar como alguém respeitável.

A raiva faz parte das cinco etapas de aceitação por uma razão: ela se aplica a qualquer coisa que altere permanentemente a vida de uma pessoa. Sentindo-se traída, Verna ficou irritada com o avô porque ele não cuidou mais de si mesmo e o culpou por ele ter desenvolvido um câncer. Merece elogios o fato de Verna ter tomado uma emoção normalmente destrutiva e tê-la usado para fazer mudanças para resultados positivos. A decepção e a raiva se dissolveram na compreensão da enorme importância do tempo passado com a família. Ela removeu a culpa que tentou inicialmente colocar sobre os ombros do avô e passou a ver a vida através dos olhos dele. As melhores lembranças do avô de Verna ainda estarão com ela quando ela jogar xadrez ou colocar cobertura de chocolate no sorvete mesmo daqui a muitos anos.

Depois daquele domingo, a autora compreendeu que era hora de reavaliar sua vida. Relembrando a alegria do tempo passado com o avô, ela tomou a decisão de sentir o mesmo vínculo com sua própria família. O amor por seus filhos lhe deu forças para identificar os problemas em sua vida e a sabedoria para evitar os erros que acreditava ter cometido enquanto crescia. Assim, mais do que informar os seus filhos, eduque-os verdadeiramente e inspire-os; mais importante de tudo, porém, ame-os.

Dias de Alcíone

Andrea Malinsky

Muito bem, você provou sua tese.
A vida não é só gulodices e festas.
E longos dias de verão, ensolarados e quentes.
E risos.

Está sendo um inverno frio e difícil longo demais.
Eu odeio o inverno.

Mas no fim é verão outra vez.
E as lágrimas que derramei fizeram nascer novas flores.
E eu me aqueço na luz esplendorosa do sol.
A dádiva de luz, amor e compreensão é minha.

Eu o venci.
Você não era mais forte.
Você tentou ser.
Mas não foi.
E eu voltei.
Melhor do que antes.

E eu superarei.
E amarei.
Verei minha filha crescer.

Ficarei forte novamente.
Voltarei a voar.
Ninguém conseguirá me alcançar.

Meus dias de alcíone finalmente chegaram.
E durarão para sempre.

REFLEXÃO DE BERNIE

Quando você acredita que a vida é boa, ela se torna boa.

A expressão "dias de alcíone" é um lugar-comum literário na língua e na cultura inglesas, indicando os ideais de prosperidade, alegria, libertação e tranquilidade. O uso deriva da antiga lenda grega de Alcíone. Na lenda, a alcíone é uma espécie de martim-pescador que constrói seu ninho na superfície do mar; a ave encanta os ventos e as ondas para que os mares permaneçam especialmente calmos durante o período de nidificação, os quatorze dias que precedem o solstício de inverno.

O poema de Andrea é um exemplo perfeito disso. Ela irá voar e elevar-se acima dos problemas e sobreviverá ao inverno. Ela acalmará o mar da vida e resistirá às tempestades — que todos nós encontramos — de modo a sobreviver. As lágrimas de Andrea lhe deram força e alimento, e ela se reconheceu como uma sobrevivente que viverá a experiência dos dias de alcíone. As lágrimas nos ajudam a amaciar os aspectos rijos, secos e obstinados da nossa vida.

Alguns de nós que enfrentamos desafios de vida ou de saúde poderíamos escrever um poema sobre o mar turbulento da vida e sobre o longo, difícil e frio inverno que parece nunca terminar. Mas Andrea preferiu abordar o positivo que adviria da experiência. Cada um de nós tem a opção quanto ao modo de definir a própria experiência, mesmo quando enfrentamos o mesmo problema e o mesmo diagnóstico.

Sei que os sobreviventes têm muito mais probabilidade de transformar seus sentimentos em esforços criativos, e escrever poesia pode ser uma experiência realmente curadora. Eu escrevi muitos poemas durante os anos em que sofri com o aspecto emocional da minha profissão de médico, porque eu não havia sido preparado para ele na faculdade. Quando escreve poesia, você passa a conhecer a si mesmo, o seu sofrimento e as suas necessidades. Você toma consciência e percebe que há alguns momentos belos e que eles também merecem um poema.

Encontrando a Minha Voz

Christine Holmstrom

Quando eu era pequena, às vezes acordava no meio da noite aterrorizada por um pesadelo recorrente. Eu não conseguia dar nome à coisa assustadora que me despertava; a minha única saída era pular da cama e fugir para um lugar seguro. Correndo no escuro até o quarto dos meus pais, eu gritava: "Mamãe! Papai! Tive um sonho ruim!" Quando isso acontecia, meu pai me levava de volta para a minha cama e ficava perto de mim até que eu voltasse a adormecer. Eu estava segura, o monstro repelido pela presença protetora do meu pai.

Hoje sou uma mulher madura e papai não pode me salvar do pesadelo da vida real, e com nome — câncer. De alguma maneira, preciso dominar o monstro aterrador que habita o meu corpo e acalmar a menininha assustada que mora no meu coração.

Quando o médico diz que o nódulo no meu seio esquerdo é provavelmente câncer, eu entro num vórtice de medo. Pensamentos lúgubres inundam o meu cérebro, invadem o meu coração e arrastam para longe o meu otimismo natural. Deixo a clínica como uma sonâmbula, minha mente envolta em sombras. Nem mesmo o calor do sol de abril consegue penetrar na minha amargura. A minha ansiedade ultrapassa o meu corpo, esgotando toda a alegria de viver. Normalmente me encanto com o saltitar dos pássaros que frequentam os estacionamentos em busca de alimento, mas mal percebo o pequeno grupo de pardais que se delicia com um pedacinho de bolo ao lado do meu carro. Meus sentidos estão insensíveis aos pequenos prazeres da vida.

Vivo aos tropeços nos dias seguintes, sentindo-me condenada e impotente. Hesito com relação à cirurgia recomendada e sou avessa à radiação. Segundo os padrões da medicina ocidental, ambas são imprescindíveis para eliminar o câncer do seio, mas eu resisto. A minha adolescente interior rebelde quer saber por que não posso me curar com pensamentos positivos e remédios naturais. Pondero sobre essa opção durante algum tempo. Como desconfio de métodos não comprovados, sou impelida para tratamentos recomendados pela medicina convencional. Não obstante, sou uma paciente relutante, vítima dessa doença insidiosa e dos tratamentos prescritos.

Duas semanas antes da cirurgia, recolho-me no meu pequeno escritório, sentindo pena de mim mesma. Sei que os meus pensamentos negativos não me ajudarão a vencer o câncer, mas a minha mente não quer cooperar. Como uma criança malcriada, meu cérebro se recusa a sair do lugar. A luz fluorescente sobre a minha cabeça tremula enquanto tento me concentrar em um memorando. Incapaz disso, deixo meus pensamentos vaguear. Aproximo-me do vaso azul-cobalto no canto da escrivaninha, inalando o perfume das frésias amarelas. O aroma adocicado me desperta como um sonhador tocado pelos raios do sol matinal e os meus medos se dissipam como os sonhos da noite.

Pela primeira vez desde o diagnóstico, consigo pensar com clareza. Reconheço que posso respeitar a minha criança interior assustada sem deixar que ela controle a minha vida. Concluo que a minha negatividade é um inimigo ainda maior que o câncer. O medo é natural diante de uma doença potencialmente fatal, mas não posso permitir que ele me paralise. Vejo que preciso entrar em ação.

Ponho-me diante da situação como diante de um quebra-cabeça, uma peça de cada vez. Primeiro, a cirurgia. "Qual é a minha dúvida?", pergunto-me. No meu coração, eu sei a resposta. Não tenho um vínculo emocional com meu cirurgião. Preciso de algo mais do que mãos habilidosas e destreza médica; preciso de um coração caloroso.

Finalmente percebo que tenho opções. Posso construir meu próprio caminho. Não é só medo que tenho dentro de mim, mas também sabedoria e intuição. Posso ouvir a minha voz verdadeira. Começo assim a minha jornada para a cura.

Decido buscar orientação e conforto numa irmandade de mulheres que já tiveram um dos seios retirado. Telefono para uma colega que proferiu uma palestra sobre câncer de mama ao nosso grupo de empregadas alguns anos antes. "Procure um médico que lhe inspire confiança", diz Dawn. Ela recomenda o dr. Ernie Bodai, o dínamo incansável por trás dos selos sobre pesquisa do câncer de mama vendidos nos correios. Marquei uma consulta para o fim da semana.

Seu consultório, localizado no segundo andar do centro médico, dispõe de uma sala de espera bem equipada, com sofás confortáveis, livros inspiradores nas prateleiras e muitas caixas de lenços de papel. O dr. Bodai me cumprimenta com um abraço afetuoso e um sorriso que enruga os cantos da sua boca. "Me telefone a hora que quiser", diz ele, estendendo-me um cartão com o número do seu *pager*. Quando nos sentamos para discutir o diagnóstico provisório, ele olha diretamente nos meus olhos, sacudindo a cabeça em sinal de compreensão. Meus olhos ficam anuviados, mas me sinto bem com minhas lágrimas, sem constrangimentos. Ele me oferece um lenço e falamos rapidamente sobre as opções cirúrgicas — nodulectomia ou mastectomia. O dr. Bodai me encaminha para o setor de recursos audiovisuais para assistir a DVDs que reproduzem entrevistas e mostram fotografias de mulheres que escolheram uma das duas opções. Fico aliviada por saber o que esperar e por descobrir que não terei deformações permanentes, qualquer que seja a opção da minha preferência.

Antes da cirurgia, procuro formas que preparem o meu corpo e a minha mente para o que há de vir. Recorro à hipnoterapia. Uso visualizações e afirmações. Rezo. Minha querida amiga Margaret tira alguns dias de férias para cuidar de mim depois da operação. O temível bicho-papão da dúvida e da apreensão se dissipou. Estou preparada.

Depois da cirurgia, tenho novas decisões a tomar. Radiação é a próxima etapa do protocolo de tratamento, mas vacilo. "Por que não usar remédios naturais e afirmações?", penso novamente. A minha tendência é dar suporte ao meu corpo, não agredi-lo. No entanto, quando ouço as recomendações irretorquíveis de vários médicos a favor da radiação, a dúvida me toma por inteiro. "Você tem 60% de chances de sobreviver por bastante tempo só com cirurgia", diz a dra. Rosemary, médica holística. "Com radiação, essas chances sobem para mais de 80%." Avalio as minhas crenças — o que eu realmente penso, não apenas aquilo em que eu gostaria de acreditar. Não tenho a fé inabalável necessária para confiar a minha vida à medicina alternativa, apenas.

Que seja radiação, então, com uma dose liberal de terapias complementares. "Se vou dançar com átomos acrobatas", penso, "é recomendável poder contar com alguma ajuda." Retorno ao hipnoterapeuta e telefono para um homeopata que trabalha com uma fórmula de essência floral específica para vítimas do acidente nuclear de Chernobyl. Faço algumas afirmações antes de cada tratamento e depois deles uso óleo de vitamina E para aliviar o meu seio cada vez mais sensível. Acima de tudo, recorro ao humor para repelir todo pensamento sombrio.

As enfermeiras e os técnicos da radiologia são otimistas, compassivos e habilidosos. "Nada como ser torturada por profissionais", brinco com eles enquanto me deito na mesa, esperando a aplicação. "Assem-me bem", finalizo, rindo.

Hoje, uma década mais tarde, não me identifico com o câncer ou com os tratamentos. Essa parte da minha vida se assemelha a um sonho meio esquecido. Não sou nem vítima nem sobrevivente.

Sento-me à minha escrivaninha, refletindo sobre a minha jornada. Às vezes, a parte de mim que tem medo, assustada com a doença e com a morte, retoma seu sussurro insidioso. "E se o câncer recorrer? E se formou metástase? E se você precisar de cirurgia, radiação e mesmo quimioterapia?" Como água escorrendo pelo ralo, os meus pensamentos são inexoravelmente arrastados num remoinho de ansiedade. Aprendi que não posso ignorar ou repelir essa voz. Deixo que ela fale, e então, como uma mãe solícita que acalma a filhinha ansiosa que ensaia os primeiros passos, reconheço: "Você tem medo. Tudo bem. Lembre-se, eu amo você". Eu me imagino abraçando e beijando a menininha dentro de mim. Em seguida volto a atenção para a vida ao meu redor. Olho pela janela, para o capim-púrpura-da-fonte balançando à brisa da manhã, observo um pica-pau procurando equilibrar-se na beirada da fonte do pátio — mergulhando para bebericar e agitando as asas numa dança de penas esvoaçantes. Um esquilo tagarela agacha-se num ramo do grande carvalho, xingando o gato de nove quilos que cochila escarrapachado numa cadeira embaixo. Sou grata por estar viva, pela beleza e pelo milagre de cada dia. E sou especialmente grata pela minha mulher sábia interior, cuja voz me levou para o caminho da esperança e da cura.

REFLEXÃO DE BERNIE

Escolha o amor, porque quando você ama os seus inimigos, eles deixam de existir.

Christine diz que, na infância, era frequentemente perturbada por pesadelos. Em qualquer idade, quando você tem coragem de enfrentar os seus demônios, os pesadelos cessam. Os pesadelos o ajudam a livrar-se dos seus medos para que você se torne mais forte. Quando a sua pergunta deixar de ser: "Por que eu?" e se transformar em: "O que posso fazer com isso?", a sua vida mudará. Todos temos medos, mas quando nos encorajamos a encará-los, iniciamos a nossa jornada de cura.

Christine menciona o fato de entrar num vórtice de medo. Minha esposa recebeu o diagnóstico de câncer de mama recentemente, mas por causa da minha experiência como oncologista nos últimos trinta anos, não estamos num vórtice de medo como o de Christine. Estamos vivendo o hoje, e não imaginando o que pode acontecer. Quarenta anos atrás, ela foi diagnosticada com esclerose múltipla, e eu não tive maturidade suficiente na época para amortecer a imagem assustadora apresentada pelo neurologista. As previsões dele não aconteceram, em parte porque aprendi que a cura e a sobrevivência envolvem muitos outros aspectos além das previsões e prescrições médicas. Christine acabou agindo como uma sobrevivente e integrou muitos profissionais da saúde e seus remédios no seu plano. Esse foi um comportamento de sobrevivente.

Precisamos lembrar que o medo pode nos proteger de ameaças à nossa vida. Ele mobiliza o nosso cérebro e o nosso corpo para que possamos fugir dos demônios que nos ameaçam. Mas se vivemos com medo, ele destrói a nossa capacidade de resistir à doença e de sobreviver. Para amadurecer e curar-nos precisamos substituir o medo pelo amor, pela esperança, pela fé e pela alegria, como fez Christine, e então a nossa química interior nos ajudará a derrotar a doença e sobreviver.

Viver com imagens negativas e medos é alimentar uma atitude autodestrutiva. Explicite os seus medos para que sejam claros e definidos e você verá que é capaz de viver com eles e superá-los. Quando uma pessoa me diz: "Tenho medo de morrer", só consigo ajudá-la depois de descobrir o que ela realmente quer dizer com isso. Quando o medo é definido como sofrimento, isolamento ou falta de reação ao tratamento, a pessoa pode perceber que tem capacidade de lidar com os problemas que surgem.

Pessoas com uma personalidade de sobrevivente não temem o fracasso; elas se apresentam e se aprestam para o desafio. Elas sabem que a cura autoinduzida é possível e que, em última análise, é o que todos fazemos. As opções de tratamento devem proceder da nossa sabedoria interior e da intuição que Christine menciona. Os sonhos de uma paciente podem ajudá-la a tomar consciência dessa fonte de sabedoria e levá-la a fazer o que é certo para ela. Quando o seu sonho inclui um gato chamado Milagre que se aproxima de você e lhe diz qual o protocolo de quimioterapia seguir, você sabe que esse gato procede de um lugar de conhecimento. A mulher que teve o sonho analisou-o com seu médico, seguiu a orientação de Milagre e hoje está muito bem. Assim, quando tiver alguma dúvida, ouça o seu coração, os seus sonhos e a sua sabedoria interior.

Como cirurgião, tenho visto a enorme diferença na recuperação de pacientes que sabiam que eu me preocupava com eles e que viam a cirurgia como um presente que os ajudaria a ficar bem e a sobreviver. Isso se aplica a todos os tipos de tratamento. Quando você tem a impressão de que está sendo envenenado pela quimioterapia e queimado pela radiação, a sua probabilidade de materializar essas imagens e expectativas negativas é maior. Ao contrário, quando as vê como dádivas de Deus, é maior a sua probabilidade de curar-se e de ter efeitos colaterais insignificantes ou mesmo nenhum. No momento de fazer as suas escolhas, é importante ter consciência dos seus sentimentos a respeito de cada opção de tratamento.

Hipnose, visualização, meditação, ervas, suplementos, tudo isso é benéfico e pode interferir no desenvolvimento do câncer. O seu médico pode dizer: "Não conheço nada dessas coisas, por isso não as use". Palavras assim não devem impedi-lo de realizar suas próprias pesquisas e descobrir alguns tratamentos alternativos que podem trazer-lhe bons resultados.

Christine diz que não se identifica mais com o seu câncer. Sim, isso é fundamental para que você não viva o papel, a representação de um sobrevivente de câncer. Continue a criar uma vida autêntica e não se deixe obcecar por sua doença nem a fortaleça. Christine diz: "Sou grata por estar viva". Para sobreviver, é muito importante que você encontre aspectos que despertem em você sentimentos de gratidão. Quando você é grato, os pesadelos desaparecem. Você os enfrentou e reduziu a uma dimensão fácil de manejar e superar. Então o seu corpo sabe que você ama a vida e por isso dá suporte ao seu esforço para sobreviver.

A felicidade consiste na escolha de ser feliz. Nunca se repetirá essa mensagem em demasia. Você encontrará a felicidade dando ouvidos ao sábio que habita em você.

Minha Árvore da Vida

Marie Mead

Não recordo que fosse um dia particularmente frio, mas lembro que me sentia congelada até a medula. Eu estava no estacionamento, arrepiada, tremendo. Alguns minutos antes, eu estivera com o oncologista, analisando a necessidade de realizar uma histerectomia completa e a remoção de nódulos linfáticos na virilha e na região lombar, tudo com tanta calma como se eu estivesse falando com o cabeleireiro sobre um corte de alguns centímetros.

Enquanto eu falava com o médico, a cirurgia parecera bem rotineira. Mas depois, no estacionamento, fiquei atordoada ao perceber tudo o que ela implicava; por fim, caminhei para o carro com pernas bambas. Não me lembro de nada mais sobre aquele dia ou sobre os dias seguintes. Fiquei envolvida por uma espécie de torpor e com a mente nebulosa.

Fiquei mais tranquila quando a minha natureza proativa emergiu e eu comecei a tomar atitudes positivas a meu favor. Ler era um passo importante. Passagens em *Amor, Medicina e Milagres* falavam à minha alma e me davam coragem. Também revi os resultados da biópsia, consultei outras pessoas a respeito de possíveis opções e encontrei um médico que seguia procedimentos menos agressivos. Ele só aceitou cuidar do meu caso depois que prometi fazer exames periódicos e submeter-me a uma cirurgia caso o meu processo de recuperação não estivesse satisfatório. O adiamento da cirurgia me deu tempo para pesquisar modalidades tradicionais e alternativas de tratamento. Em conjunto com o médico, conciliei tratamentos que pareciam apropriados para mim, fiz algumas mudanças no meu estilo de vida, e acabei me recuperando.

Isso aconteceu há dezoito anos. A ameaça de uma recorrência de câncer ou de outra enfermidade grave raramente me ocorreu. Até três semanas atrás.

A sensação quase constante de cansaço foi o primeiro sintoma de que alguma coisa não estava bem. Na maioria das noites, o meu sono era superficial. Eu já não conseguia me concentrar direito. A comida não me apetecia, e eu sentia uma dor de origem indeterminada. A minha visão parecia deteriorar-se abruptamente. Eu me sentia mal, mas não conseguia imaginar por quê.

Ainda assim, não me preocupei realmente até perceber um tom diferente na voz do médico. Foi então que eu soube. Ele mencionou que os indicadores do câncer estavam mais elevados, o que não ocorrera durante anos; comecei a participar das preocupações dele. Ele disse ainda outras coisas, mas é isso que lembro com mais clareza.

Eu estava atordoada, decepcionada, apavorada. Estava também com raiva de mim mesma por algumas escolhas que havia feito; de fato, por uma de modo particular. Eu assinei um contrato para atuar num projeto que acabou sendo extremamente desgastante devido a posicionamentos profissionais e éticos. Acrescentava-se a isso a perda de uma pessoa querida e a mudança para o outro lado do país. Envolvida com os problemas do projeto e com os acontecimentos mais relevantes da minha vida, perdi de vista o que era verdadeiramente importante para mim.

Examinei os meus pensamentos e me dei conta de que eles muitas vezes teciam comentários severos sobre a minha vida. Em vez de amor e alegria preenchendo os meus dias, eu normalmente me sentia ansiosa e inquieta. A negatividade era a minha companheira habitual.

Conversas com um psicoterapeuta me deram a necessária perspectiva sobre os clamores naturais da vida — e sobre as coisas incalculáveis que diminuem a vitalidade. O que o meu inconsciente estava me dizendo? Eu estava sendo honesta comigo mesma quanto a conseguir controlar tranquilamente tudo o que acontecia na minha vida? Ou eu às vezes me sentia ressentida e cedendo a uma atitude de desesperança? Não precisei de muita reflexão para chegar a uma resposta.

Em várias ocasiões na minha vida, tentei analisar e tratar questões inacabadas que poderiam servir de obstáculos a uma vida plena. Reconheci que tanto a ameaça de câncer como o trabalho frustrante com o meu sócio no projeto pertenciam à coluna "fatores negadores da vida". Em contraposição, a coluna "fatores afirmadores da vida" relacionava coisas que me traziam alegria, mas, infelizmente, não ocorriam com a devida frequência. Dado o meu estado de saúde, ficou imediatamente evidente que eu precisava fortalecer a minha alegria e a minha vontade de viver.

Fazia um bom tempo que eu havia assumido com seriedade o estudo pessoal, mas agora era hora de dedicar-me às minhas dúvidas e aos meus medos. Eu os estivera carregando comigo numa mochila pessoal, como se merecessem ser guardados como um tesouro. Imaginei que se eu me desfizesse de todas essas "coisas", o meu corpo teria mais energia para curar-se.

Decidi acatar a orientação do meu terapeuta e ouvir o que a pequena voz interior estava dizendo sobre o desejo do meu coração. Eu precisava de algum tempo para refletir e redirecionar-me. Passando a responsabilidade pelo cuidado dos meus animais de estimação, companheiros revigorantes preciosos, a pessoas que pudessem cuidar deles, peguei meu carro e fui para a Carolina do Norte. Ao ver o lugar pela primeira vez, fiquei cativada por sua beleza. Ela falava comigo, estimulando-me a senti-la no mais íntimo do meu ser. Encontrei um espaço afastado para fazer longas caminhadas e embrenhei-me na floresta.

Algumas árvores estavam caídas, talvez derrubadas pelo vento, e eu me lembrei como estivera imobilizada durante as tempestades da minha vida. A subida acentuava-se cada vez mais. A intervalos regulares, eu precisava parar para respirar. Meu coração batia forte; os músculos das pernas estavam tensos. Comecei a rir e, depois de começar, não conseguia mais parar.

"Boba", eu disse para mim mesma entre retomadas de ar, "você não precisa se preocupar com o câncer. Fora de forma como está, você terá antes um ataque cardíaco!"

O grotesco da situação afastou de mim toda ansiedade e medo. À beira de um gramado, observei um redemoinho juntar as folhas do outono e jogá-las no ar. Era um caleidoscópio de formas e cores, rodopiando e dançando à luz do sol — um deleite visual!

Respostas começaram a se desprender lentamente daquela espiral de energia. Eu estava começando o outono da minha vida, mas, diferentemente das folhas caídas que se transformam em húmus e se entregam à renovação, eu estava presa e agarrando-me a pensamentos que me arrastavam para o sorvedouro.

Comecei a ouvir, realmente ouvir, os pássaros que somavam seu canto à cor e à beleza do outono. As folhas que caíam das enormes árvores ofereciam todos os matizes de púrpura, vermelho, verde, amarelo e laranja. Duas borboletas, amarelo-neon à luz do sol, dançavam na brisa das alturas. Um arbusto recoberto de delicadas flores brancas fornecia néctar para muitas outras dessas belezas aladas. Percebi que tudo ao meu redor eram sinais de transformação e que eu precisava — e queria — fazer parte dela.

Estendi os braços, mãos abertas. Fechando os olhos, comecei a rezar. Algumas folhas, ao cair, tocavam meus dedos. Nesse momento, abandonei conscientemente todo pensamento ligado a ações malévolas de outras pessoas; e também perdoei a mim mesma. Os pensamentos negativos foram ao chão com as folhas. Envolvendo o processo com a oração, eu os entreguei a Deus, a Fonte única.

Rodeada de silêncio, nem imagino quanto tempo permaneci lá, mas de repente tomei consciência de que meus pés haviam criado raízes e penetrado no solo. Eu estava me transformando numa árvore, alimentada por tudo o que a terra produz. Fiquei surpresa com a profundidade das minhas raízes, estendendo-se na terra, dando-me vida. A coragem começou a fluir, subindo e preenchendo o meu ser. À medida que eu me elevava em direção ao céu, meus ramos se alongavam nos lados, meu coração transbordando de amor, pássaros cantando nos meus braços estendidos. Quando eles voavam, o meu coração os acompanhava ao vento, cheio de esperança.

As folhas começaram a cair sobre mim, cada uma com seu mistério de vida, sua mensagem secreta de alegria, amor e paz.

E naquele momento encontrei a minha paz. Reconheci que o presente é uma dádiva, cada momento um tesouro, perfeito e pleno. Eu fora a esse lugar levada pelas preocupações com a minha saúde e com as minhas escolhas negativas. Eu estava voltando renovada.

Saindo da floresta, eu me sentia mais leve e determinada. Tudo era intensamente perfeito. O azul do céu era claro e puro, decorado com filetes de branco e um ou outro pássaro planando. Eu me sentia radiante. Tudo *era* maravilhoso!

Rápido demais, já era hora de voltar. No retorno, de quando em quando eu me detinha para saborear cada instante desse lugar. Sentando-me numa pedra, uma minúscula aranha persistia em chamar a minha atenção, até que me dei conta de que a minha enorme presença estava entre ela e sua companheira. Vi no casal um bom presságio.

O caminho até o carro estava coberto de folhas em movimento, voando e saltando pelo chão. Elas pareciam brincar, celebrando sua liberdade depois de meses presas nos galhos. Eu nunca havia pensado desse modo a respeito das folhas cadentes — que alegre modo de pensar nos meus anos de outono: um tempo de divertimento, celebrando a minha libertação da jornada às vezes difícil através da maturidade.

"*Sim!*", me ouvi dizendo em voz alta.

Fui diretamente para o hotel, desejosa de aproveitar o meu tempo sozinha. Retirei da mala o *365 Prescriptions for the Soul*, que levei comigo para momentos de inspiração. A bela capa estava ilustrada com uma árvore. Sorri pela sincronicidade das árvores como motivo do dia.

Abri o livro ao acaso numa passagem que leio com frequência, Prescrição 241.

Se nos entregamos obstinadamente à ação, sem nunca parar para obter conhecimento e sabedoria, a nossa árvore da vida não terá ramos nem muitas raízes. Sem ramos, como ela poderá balançar e reagir aos ventos da vida? Se acumulamos muito conhecimento, mas não praticamos ações, seremos como uma árvore com muitos galhos mas sem raízes, e os ventos do destino nos derrubarão.

Precisamos estar atentos para que a nossa árvore da vida contenha sabedoria e também ações. Então os nossos ramos se estenderão e as nossas raízes mais profundas fornecerão sustentação e alimento. Seremos capazes de sobreviver às tempestades e às estiagens que a vida nos apresenta.

Que maravilhosa confirmação da minha experiência! Lágrimas de alegria encheram meus olhos e eu ofereci uma oração de agradecimento. Assumi o compromisso de mudar a minha vida, agarrando-me aos meus sonhos e imergindo na beleza e no poder de cura do amor.

Fiz ainda outra promessa para mim mesma: colaborar ativamente com o grande Autor da minha vida, a única Fonte verdadeira. Tudo o que eu precisava fazer era lembrar que sou um ser espiritual que vive uma experiência humana. Parecia muito fácil, mas eu sabia por situações anteriores que seguidamente esqueço essa verdade. Mas eu também sabia que, qualquer que fosse o lado para o qual me voltasse, para a direita ou para a esquerda, Deus estaria comigo.

Hoje vivo nos limites da doença e não sei o que o futuro me reserva, mas tudo bem. Eu acordo para este belo lugar e sinto uma imensa alegria invadir o meu coração. Tenho muita sorte por ter recebido um chamado a despertar, uma lembrança para viver os meus sonhos e receber algumas lições das árvores.

REFLEXÃO DE BERNIE

*Como uma árvore pode crescer entre espinhos, você também
pode aceitar o que o irrita e prosseguir com a sua vida.*

Essa é uma bela história que mostra como você pode reorientar a sua vida e fazer a transição da morte para a vida. A primeira reação de Marie foi de negação — tudo parecia rotina. Essa atitude ainda é melhor do que se sentir desesperançado, pois tem relação com a sobrevivência. Em seguida, o que ela chama de seu espírito proativo entrou em ação. Como ela desenvolveu um espírito combativo, suas possibilidades de sobrevivência aumentaram. Essa espécie de luta não tem por alvo o câncer, mas o que você pode fazer para ajudar a si mesmo a ser um sobrevivente, lutando por sua vida e recuperando-a.

Marie compreendeu imediatamente o que era importante em sua vida quando se deu conta de que estamos aqui por tempo limitado. Todos nós precisamos aprender, e lembrar, a dizer não quando o nosso coração diz que não é certo fazer o que nos foi pedido que fizéssemos. O seu espírito proativo precisa saber que você pode e começará a dizer sim a si mesmo e aos seus desejos e necessidades. Quando você cura a sua vida, as probabilidades de curar também a sua doença, como efeito colateral, são muito maiores.

Marie teve a coragem de procurar orientação nesse caminho, de consultar um terapeuta e de fazer perguntas sobre ela mesma, de modo a saber o que precisava ser feito para recuperar sua vida. Você não precisa carregar a mochila cheia de feridas do seu passado pela vida inteira. Você pode soltá-la e abandonar as partes do passado que o estão prejudicando e lembrar-se de que você é uma criança divina.

Uma das mensagens mais importantes de Marie é a do valor do humor e do riso. Quando ri, você não tem medo. O medo não pode existir na presença da alegria e da gargalhada. Estudos mostram que os pacientes de câncer com senso de humor vivem mais tempo. Por isso, deixe a sua criança interior brincalhona sair e aproveitar o momento.

Nas minhas palestras, sempre menciono as folhas do outono e concluo apresentando um *slide* de árvores do outono irradiantes, simbolizando esse tempo espiritual e cheio de significados. Explico que se vivemos a vida como folhas verdes na árvore da família com o objetivo de agradar os outros, perdemos a nossa vida, porque nunca realmente vivemos para os nossos próprios desejos. Quando percebe que o outono da sua vida chegou, você deixa o verde cair e mostra a sua singularidade e beleza por meio de um conjunto de cores vivas.

Nós normalmente consideramos normais as pequenas coisas da natureza. Para Marie, a minúscula aranha se transformou em objeto de admiração quando a observou com um novo olhar. Todas as manhãs, antes de sair de casa, procure ver todas as coisas como se nunca as tivesse visto antes, ou como se estivesse visitando este planeta pela primeira vez. Então, já fora de casa, você realmente verá a enorme quantidade de coisas a admirar e se dará conta da beleza da vida, desde as folhas que estalam debaixo dos seus pés e das flores que se abrem ao sol até as incontáveis criaturas, variações do clima e muito mais. Toda a natureza se tornará bela, como a pequena aranha se tornou para Marie.

A Visitante

Randall Pease

D o mesmo modo que o caudaloso Rio Sacramento turva as águas do Rio Americano, alimentado pela Sierra, na confluência perto da minha casa, assim também uma subcorrente de câncer misturou-se com o meu rio nativo de poesia para formar um curso mais largo em direção ao Delta e ao mar. Estou em casa, restabelecendo-me de uma cirurgia feita para extirpar um câncer gastroesofágico. Se você estiver caminhando ou correndo pelo parque, talvez possa me ver movimentando-me a passos lentos e desajeitados. Eu não estou sondando a área; estou sobrevivendo, e agradecido por isso.

Perseguido por um agravamento de vários sintomas — tive tanta dificuldade de deglutir numa festa de Natal, que foi impossível terminar uma cerveja — finalmente resolvi consultar um especialista, antes mesmo de ouvir o meu clínico geral. O gastroenterologista pediu uma endoscopia para examinar o caroço que interrompera o fluxo do meu sistema digestório. Eu tinha certeza de que se tratava de uma úlcera, causada pela sobrecarga de professor. Mas antes que a endoscopia revelasse o câncer, tive uma visitante inesperada em minha vida: uma visão.

Eu estava interpretando um poema sobre redenção com meus alunos da terceira série do ensino médio. Nós analisávamos o poema traduzindo-o em imagens. Por fim, inspirados por sua mensagem de esperança, passamos a escrever os nossos próprios versos em aula. Como os alunos do primeiro período não conseguiam iniciar seus poemas, esclareci o processo de composição criando o meu próprio poema diante deles. Foi então que uma visitante poética bateu na porta da minha consciência.

A Visitante

Quando cai a noite
como a mão flácida,
quase translúcida,
da minha mãe
nos lençóis da cama do hospital,
outra ela,
uma criança abandonada, debilitada, enlameada,
em andrajos, brancos como o leite,
percorre seu extenuante caminho
de porta em porta.
Ninguém a acolhe,
sua batida é muito fraca;
mas eu a recebo.
E quando abro a minha casa
para sua súplica sutil,
ela olha
de fora deste mundo
como um cervo ofuscado por faróis,
paralisada, envergonhada, transparente,
mas sorrindo.

Com um silvo, ela lentamente
se transmuda em névoa, e corre como regato sussurrante,
com um suspiro agradecido,
através da porta de tela.
Ela molha o meu suéter
ao chorar
e deslizar com sua faca
de ar
sob a minha pele.

Ela floresce lá.
Ela ama a escuridão;
como cogumelos
ela cresce dentro
e me abraça
e eu a ela.
Ela é minha.

Esse espírito desabrigado que visitou a casa do meu corpo ficou sem nome. Precisei de cinco períodos de aula para registrar a história completa dessa visita. Depois disso, o médico examinou meus órgãos internos com o estetoscópio. No segundo período do dia seguinte, minha esposa telefonou para confirmar o destino que minha profetiza havia sugerido: o tumor era canceroso.

Eu estava atônito. Fanático por exercícios, eu não tinha nenhum dos fatores de risco associados ao câncer. Amigos e familiares, de punhos cerrados, me diziam: "Lute contra ele!" ou "Derrote-o!" Eu punha em dúvida essa estratégia. Essa não era uma luta. Era uma visitação. Esse tumor canceroso era uma parte de mim; eu não queria criar um inimigo dentro de mim mesmo, com hostilidades em ambos os lados, endurecendo assim ambas as posições. Aqueles punhos fechados, testas enrugadas e peitorais contraídos transformariam o meu corpo em seu próprio inimigo.

Aquela visitante poética me mostrou como eu devia interpretar o meu câncer. Sem nenhum motivo claro, eu não tinha sorte. O modo apropriado de saudar essa Senhora Sorte, talvez a criança sem-teto do meu poema, não era bater a porta na cara dela, e seguramente não envolvê-la numa luta corpo-a-corpo, mas acolhê-la e em seguida convidá-la delicadamente a prosseguir seu caminho. A raiva que vítimas de câncer às vezes sentem deve ser dirigida a alguém ou a alguma coisa, e eu sabia pelos meus estudos literários que todos esses alvos transcendentes são meras metáforas; para mim, não havia ninguém a incriminar.

O câncer, porém, marca sua vítima, como se fosse a letra escarlate de Hester Prynne. A tentação é ver o câncer como um castigo, seja justo, como punição por alguma transgressão, seja injusto, como um ataque não provocado que leva à autopiedade e ao cinismo. Prefiro não atribuir moralidade a situações em que ela não se aplica. O câncer é simplesmente um visitante, e eu o acolhi com equanimidade; com essa atitude, eu me libertei.

Como me recuso a ver malignidade na face dessa visitante, ela não tem mais poder sobre mim. Como não me vejo como vítima, colorindo o mundo ao meu redor com sobrancelhas franzidas, com as sombras de más intenções, estou livre para ver o mundo claramente e apreciar os pássaros, o sol, a minha família e todos os amigos que estão ao meu lado.

Na manhã do meu último dia no hospital, percorri os corredores do quarto andar com meu cirurgião. Conversamos sobre o meu novo corpo, sobre o significado de um nódulo linfático — um órgão com formato de feijão que ajuda a transmitir mensagens, e câncer, de um nódulo a outro através do corpo — e sobre as implicações da quimioterapia. Depois da conversa, convenci minha enfermeira de que eu podia me arriscar a descer as escadas sozinho para comprar o jornal da manhã.

Desci serpenteando pelo que pareciam passagens subterrâneas, subindo e descendo escadas. Eu não sabia onde estava, mas finalmente me vi diante de uma explosão de cor e luz, o ar livre com suas árvores verdes flamejantes e o fulgurante céu azul. Comprei o jornal na máquina automática e em seguida me detive. A luz do sol, as flores vermelhas e amarelas e o próprio som de construções se derramaram sobre mim como uma chuva de ouro. Com um suspiro de gratidão, apoiei-me numa coluna perto da entrada do hospital. Uma nova pessoa estava nascendo naquele momento. Nas profundezas cinzentas, fluorescentes, do hospital, essa nova pessoa havia germinado como um cogumelo, secretamente. Agora, ressurgido ao ar livre, eu desabrochava, um narciso, do bulbo cego que estivera enterrado dentro do hospital.

Fechei os olhos e fiquei absorvendo o sol. Por fim, voltei-me para o hospital e, chocado, tomei consciência de onde estava.

Nove dias antes eu havia entrado por aquelas mesmas portas para submeter-me à cirurgia. Encantado, entrei na sala de espera e me reapresentei à voluntária que havia me recebido naquele dia. Eu havia concluído o meu ciclo redentor. Subindo os quatro lances de escada para voltar ao meu andar, cada degrau era um passo para outro mundo. Evidentemente, quando abri a porta para "A Visitante" naquele dia na aula, eu não havia apenas acolhido alguém novo, o câncer, mas havia também liberado alguém novo, o recém-nascido que eu havia me tornado, um sobrevivente do câncer.

REFLEXÃO DE BERNIE

*Convide os seus monstros para entrar;
você tem muito a aprender com eles.*

Para mim, o rio que Randall descreve tem relação com a nossa circulação sanguínea e com o modo como ela flui através da vida, vence os obstáculos e segue as novas direções que a vida inevitavelmente nos apresenta. Só quando deixamos de acompanhar o fluxo e construímos represas é que interrompemos o nosso progresso e reduzimos o rio que é nossa vida a um córrego sem energia, força e direção.

O poema sobre a visitante não é casual. Todos conhecemos bem o nosso futuro num nível inconsciente, e assim a arte e a poesia muitas vezes revelam o desconhecido para torná-lo consciente e ajudar-nos a curar. Eu gosto do detalhe de que o poema desperta o autor para o fato de que não há inimigo dentro dele e nada a combater. Sua energia não é desviada para uma batalha e ele não sente culpa. Pode assim dedicar-se à cura de si mesmo e da sua vida.

Quando aparecer um monstro em seus sonhos, não fuja, mas faça como Randall e convide-o a entrar. Randall convida e acolhe sua visitante. O que todos precisamos fazer em seguida, sem sentimentos de culpa e reprovação, é perguntar à nossa própria visitante: "Por que você está aqui agora? O que posso aprender com você sobre mim mesmo, sobre a minha vida e sobre as mudanças que precisam ser feitas?" Randall é um professor, e o seu monstro pode ser um professor. Então, enquanto o monstro compartilha, ele não tem mais poder sobre você. Ele realmente se torna uma dádiva, como o é todo professor que o ajuda a crescer.

Randall fala sobre a sua redenção e menciona que tornará a nascer do mesmo modo que uma semente ou bulbo cria uma nova vida. Todos somos narcisos, capazes de germinar, desabrochar e florescer. Sempre me encanto com a sabedoria e a determinação das sementes. Pense no exemplo a ser seguido representado pela semente. Ela sabe que direção seguir para encontrar o sol mesmo quando está enterrada. Ela não pergunta sobre as possibilidades de conseguir romper a calçada e encontrar a luz do dia. Ela simplesmente continua crescendo até encontrar o seu modo de redimir-se e florescer. A todos vocês eu digo, sejam essa semente! Não deixem que o "crescimento que deu errado" tome conta da sua vida. Sejam o crescimento e deixem sua vida florescer.

Em Defesa do Meu Corpo e da Minha Alma

Andrea Hurst

Eu não podia acreditar: um segundo comunicado do meu plano de saúde informando-me que eu corria um grande risco de ter câncer de mama e que devia fazer uma mamografia. Por que será que estavam querendo me preocupar?

Tenho um pouco mais de 40 anos, vivo um estilo de vida saudável, nem sequer tenho um micro-ondas. Não temos histórico de câncer de mama na nossa família. Eu havia jogado a primeira notificação no lixo e estava tentada a fazer a mesma coisa com essa, mas uma voz importuna insinuou-se em minha cabeça e me sussurrou para pelo menos obter um ponto de referência para o futuro. Ao longo dos anos, aprendi a dar ouvidos à minha intuição, mas eu realmente não queria perder tempo e passar pelo aborrecimento de marcar hora. Dois comunicados — bem, talvez haja nisso uma mensagem para mim.

Relutante, apresentei-me para a mamografia. Depois, esqueci rapidamente esse assunto, até que o telefone tocou no trabalho e uma voz distante me informou: "Uma área nas imagens nos causa certa preocupação; gostaríamos que voltasses imediatamente e consultasse um cirurgião".

Tudo pareceu congelar-se no momento. Eu apenas olhei pela janela do escritório, fitando os altos pinheiros um pouco além. Um *cirurgião*, não era essa uma reação exagerada? Cirurgiões têm a tarefa de cortar; seguramente, havia algum engano nisso, e eu não tinha câncer. Minha mente retrocedeu ao meu pai: terá sido isso que ele pensou antes do diagnóstico? Era fevereiro, e eu tinha acabado de sentar-me ao lado de sua cama em novembro último e o vira morrer de câncer de próstata em estado avançado. A tristeza ainda se agarrava ao meu coração, e a ideia de eu mesma ter câncer era insuportável.

Entrei no consultório do cirurgião, coração palpitando, com a sensação de que tudo não passava de um pesadelo; em seguida, cobri meu corpo arrepiado com o suéter. A porta abriu e um homem jovem, bem-apessoado, entrou com cópias da minha mamografia e as colocou sobre o painel luminoso. Era o médico; ele apontou para uma determinada área, e de uma forma direta e prática me disse que ele faria uma nodulectomia e que o procedimento já estava marcado para daí a duas semanas. Minha mente registrou: não haveria biópsia antes; eles deviam estar muito preocupados.

Duas semanas de espera e ansiedade. Tudo o que eu conseguia fazer era alternar um minuto de pânico e de me ver deixando meu marido e meus pequenos para trás, para outro em que pensava que os médicos deviam estar enganados e que o tumor era benigno. Não conseguindo suportar essa ansiedade sufocante nem mais um minuto, saí para uma caminhada num bosque próximo. Ao relaxar e ouvir minha voz interior, uma vez mais a minha intuição sussurrou-me que isso era o que eles pensavam que era.

No dia da cirurgia, dei entrada no hospital e fiquei respirando profundamente até me levarem para dentro. O que me lembro em seguida é de estar acordada, de sentir o quarto girando e da náusea repugnante. Na nebulosidade, vi o cirurgião com um sorriso um tanto presunçoso no rosto. Eu soube imediatamente, sem uma única palavra dele, que era câncer, e que ele estava satisfeito consigo mesmo por ter tomado a decisão certa. Eu podia ouvir suas palavras, mas não conseguia registrá-las: "É um tipo agressivo de câncer, mas ainda pequeno o suficiente para classificá-lo nessa fase como estágio I. Sugiro outra cirurgia para remover nódulos linfáticos e uma cintilografia óssea para verificar se o câncer se espalhou". Uma simpática enfermeira entrou, olhou para mim e perguntou se eu estava entendendo. Eu simplesmente a encarei: como eu jamais poderia compreender que uma coisa como essa estava acontecendo comigo?

Tudo está se processando muito rapidamente agora. Cada diagnóstico é uma nova peça desse quebra-cabeça que eu preciso resolver — cintilografia óssea limpa, nódulos linfáticos não afetados, sugestão de quimioterapia, sugestão de radiação, ouve-nos, ouve-nos. Eu preciso tomar essas decisões sobre o meu corpo e a minha vida, basicamente para mim mesma e por mim mesma. Eu me sinto perdida e não ouvida neste sistema médico que trata a todos que têm o mesmo diagnóstico com as mesmas opções de tratamento, como uma máquina bem lubrificada. Vejo na mesa de cabeceira o livro que minha amiga me deu, *Amor, Medicina e Milagres*. Eu poderia usar tudo isso nesse momento, penso, pegando o livro e abrindo-o.

Passando as páginas, pela primeira vez desde o diagnóstico não me sinto só. Tenho de rir com os comentários do dr. Siegel, chorar com as partes que me emocionam e sentir-me forte dentro de mim mesma. O livro me lembra que eu não preciso de autorização de ninguém para ouvir a mim mesma e seguir o meu próprio guia interior para fazer escolhas sobre o melhor método de cura para o meu corpo e a minha alma.

Inicio uma busca exaustiva de opções de tratamento, desde as que pertencem à medicina tradicional até as que se classificam como alternativas, naturais e espirituais. Leio todo tipo de pesquisa e agendo consultas com três especialistas em oncologia, um médico naturopata, um quimioterapeuta e um radiologista. Pondero cada informação, cada opinião, comparando-as com o meu tipo físico demasiado sensível e as minhas crenças emocionais e espirituais. O que será eficaz para *mim*, não para qualquer corpo, mas para o *meu* corpo?

Em silenciosa contemplação, rezo para me sentir livre interiormente do medo de todas as imagens sombrias e de possíveis agravamentos que os médicos me disseram que podem ocorrer se eu não fizer como eles querem. Peço que o amor me guie e me visualizo vivendo para ver meus filhos crescer. Peço cura e orientação clara para a escolha dos tratamentos. Então reúno meus familiares e digo-lhes: "Tomei a decisão de fazer quimioterapia, não radiação, combinada com várias terapias naturais/alternativas e cura espiritual". Olho à minha volta para ver suas reações; alguns parecem aliviados, outros demonstram medo. Eu gostaria de agradar a todos, mas sei agora que preciso me pôr em primeiro lugar.

A música explode do estéreo enquanto escolho várias opções para a minha "Fita de Químio". Incluo o humor e as piadas de Bernie Siegel, música clássica relaxante e canções revigorantes. Ponho a gravação no toca-fitas a caminho da primeira aplicação de quimioterapia e durante o tratamento. Depois da sessão, minha mãe me leva para a casa dela para que eu possa descansar e ver como vou reagir. O que me lembro em seguida é que sinto tanta náusea, enjoo e ansiedade, que o máximo que consigo fazer é andar lentamente. Uso medicamentos para tratar os efeitos colaterais, mas só me sinto pior à medida que o dia passa. Não há como meu corpo suportar a quimioterapia; sei disso num nível muito profundo. Também sei que o câncer saiu do meu corpo e que essas drogas quimioterápicas serão prejudiciais e desnecessárias. Mas como dizer isso aos meus médicos, familiares e amigos?

Enrolada num cobertor, começo a rezar novamente, pedindo orientação, direção e forças para ouvir e seguir o que me é recomendado. Lembro de minha mãe dizendo que quando eu era bebê quase morri de eczema alérgico e que nenhum remédio receitado fazia efeito. Por isso ela me levou a um praticante da Ciência Cristã. Ele me aplicou um tratamento e disse à minha mãe que voltasse a me alimentar normalmente; e que deixasse de ter medo, pois eu me recuperaria... e eu me restabeleci. Para mim, Deus, o Poder Divino, é o médico supremo, o propiciador absoluto da cura, e é assim que eu seria curada também dessa vez.

Por fim, resolvi desistir da quimioterapia. Comunico a minha decisão aos meus decepcionados e aflitos médicos e familiares com uma determinação calma, e passo a organizar o meu próprio esquema de tratamento. Como parte dele, autorizo-me a brincar e a sentir alegria cada dia, a meditar e caminhar, a escolher alimentos saudáveis e ervas, e a trabalhar com um grupo de praticantes de medicina natural e espiritual. Cada dia é como uma bênção. Sei que estou correndo riscos, mas também lembro que no livro de Bernie os sobreviventes defendem a si mesmos, embora às vezes possam complicar a situação! O efeito colateral mais impressionante do meu câncer é que ele me devolveu à vida e a uma melhor compreensão e amor que sinto por mim mesma. Com monitoramento contínuo feito por profissionais da medicina e com exames específicos, faz mais de quinze anos que continuo em remissão total.

REFLEXÃO DE BERNIE

Não tenha medo de fazer as perguntas espinhosas.

Você deve ser um participante ativo do seu tratamento e avaliar o que dá resultados e é melhor para você. Os médicos podem lhe dizer como um tratamento funciona e seus potenciais benefícios e consequências, mas o que eles não podem dizer é como exatamente esse tratamento afetará o seu corpo. Assim, fazer tudo o que os médicos e os profissionais da saúde prescrevem, sem ouvir a sua voz interior, pode não ser o seu melhor comportamento de sobrevivência. Você quer ser um participante ativo, não um sofredor submisso. Se as suas escolhas se baseiam totalmente nos seus medos, você tende a fazer tudo o que outros prescrevem, e assim não se sentirá culpado quanto a tomar as próprias decisões. Mas se as suas decisões também levam em consideração o que você considera certo para você, haverá momentos em que você dirá não ao seu médico e aos seus familiares. Ouça sempre a sabedoria interior do seu corpo, como fez Andrea. Quando percebeu que a quimioterapia não era a coisa certa para ela, ela pesquisou outros tratamentos e descobriu modos de fortalecer-se através de suas decisões. Seu próprio método de tratamento levou-a de volta para ela mesma e lhe proporcionou uma melhor compreensão do que significa estar vivo. Se tivesse feito o que não achava certo, ela teria sofrido muitos outros efeitos colaterais devido ao seu conflito interior.

    A personalidade dos sobreviventes os impele para a ação, para a sabedoria e para a devoção. Em outras palavras, eles assumem um papel ativo na satisfação das suas necessidades. Eles buscam informações que os ajudem a tomar decisões e não simplesmente a confiar nas palavras e prescrições de outros. Por isso, não tenha medo de fazer perguntas e pesquise opções de tratamentos alternativos. Peça ao seu médico que lhe explique as razões por que um determinado tratamento seria benéfico ou como poderia ser prejudicial. Quando se envolve com o próprio tratamento, você recupera sua vida.

    Muitos de nós abdicamos da nossa vida para agradar os que convivem conosco ou nos submetemos a um tratamento simplesmente porque outros assim o desejam. Mas eles mesmos não passam pelo tratamento. Como eu disse, a pergunta é: estou escolhendo o que é apropriado para mim? Como mencionei anteriormente, a morte não é um fracasso; não viver é que é um fracasso. O conhecimento do que é apropriado procede da sabedoria do coração, não da sabedoria da cabeça. Para ajudar a definir o tratamento apropriado, você pode tentar desenhar imagens das várias opções. Pacientes que pensam na possibilidade da quimioterapia e desenham esse tratamento como uma bela luz dourada que elimina o câncer, estão recebendo um sinal positivo da sua sabedoria interior para ajudá-los a fazer sua escolha.

Um aspecto fundamental consiste em não apenas coletar informações, mas em combinar as informações com a inspiração. Você precisa ter vontade de viver, autoestima e amor-próprio que o ajudem a sobreviver. Aprenda a amar a si mesmo e a confiar em seu julgamento. Assuma o controle da sua saúde e da sua vida. Como uma jovem mulher me escreveu: "O câncer me fez olhar para mim mesma e eu gosto do que vi". Sim, existem muitos efeitos colaterais do câncer e do seu tratamento, e alguns são realmente fantásticos.

Escreva e Passe Adiante

Carol Westfahl

Era uma saída para compras igual a milhares de outras feitas na minha vida adulta. Eu ia de um lado para o outro dos corredores empurrando o carrinho que insistia em guinchar, parando para avaliar um pão depois do outro, esforçando-me para lembrar que marca de pasta de dente eu estivera comprando ultimamente ou se já era hora de fazer um novo estoque de Kleenex. Por fim, cheguei ao setor que eu procurara evitar — material escolar.

Material escolar, não parece inofensivo? Canetas, lápis, papel ofício e creions, tudo comprado em feliz antecipação por crianças com toda uma vida pela frente. Bem, eu não estava lá para uma caixa de creions. Eu precisava de um caderno, um caderno em branco que eu pudesse encher com informações. Informações sobre linfoma, o câncer que eu acabara de saber que me acometia.

Examinei a pequena variedade de cadernos com espiral e escolhi um com capa púrpura. Minha cor preferida, a púrpura. Púrpuras, malvas e borgonhas, cores que eu usava em casa para criar o ambiente do meu gosto. Talvez um caderno púrpura possa me ajudar a atravessar o período de provações que está para chegar, pensei, colocando-o no carrinho barulhento e dirigindo-me para o caixa.

Eu usava aquele caderno púrpura todos os dias. Sentada no fim do dia, eu anotava detalhadamente as consultas com o médico, os diagnósticos, as opções de tratamento, receitas, especialistas e resultados. Esse não era um relato florido da minha caminhada com o câncer; era uma exposição simples, clara e genérica do que estava acontecendo. Fazendo isso, eu tinha a sensação de que a situação estava sob o meu controle, de que apenas se tratava de uma tarefa relacionada com o trabalho, como muitas outras que eu havia realizado nas décadas de atividade como funcionária do Estado do Wisconsin. E rapidamente, o tratamento estava terminado, o câncer havia desaparecido, e eu estava de volta ao meu escritório depois de meses de trabalho em casa. Coloquei tudo o que se referia ao linfoma numa "caixa do câncer", inclusive o caderno púrpura, fechei a caixa com fita adesiva e a guardei no fundo da garagem. Caso encerrado, finalmente.

Ah, mas a minha história não termina aí, não é verdade? Eu no escritório e tudo de volta ao seu devido lugar. Durante alguns anos depois da remissão do câncer, as coisas se passavam assim: uma rotina diária bem definida de preparar-me para o trabalho, o deslocamento pelas estradas congeladas do Wisconsin, o escritório cheio de colegas conhecidos, o dia preenchido com grandes e pequenos projetos, todos precisando ser concluídos.

Não, a minha história do câncer continua, porque seis anos depois o linfoma voltou. Seis anos haviam passado, uns 1.800 dias a mais no escritório. Dessa vez, quando o médico me deu a notícia, eu pensei: "Basta". Eu pensava que havia pago as minhas dívidas na primeira vez, mas não. Aí estava ele novamente. Vou fazer diferente desta vez. Naquele exato momento e naquele mesmo lugar, decidi deixar o trabalho.

Um trabalho que eu havia adorado durante anos, mas era hora de aposentar-me e dedicar-me a um tipo de vida diferente. Uma vida, uma vida diária, em que eu pudesse fazer o que quisesse. Havia chegado para mim o tempo de dar atenção às minhas próprias necessidades, em vez de satisfazer rotineiramente as expectativas dos outros. Meus colegas ficaram espantados com o meu comunicado inesperado. Avisei que não queria festa de despedida ou confusões a respeito da minha saída, mas assim mesmo chegaram alguns presentes. Ao pegar um pequeno pacote, eu soube imediatamente o que havia nele. "Um diário", pensei, sentindo o contorno com os dedos. "Ótimo, vou precisar mais um desses."

E precisei. Em vez de rebuscar aquele caderno púrpura esmaecida cheio de fatos secos e informações, eu me sentava, abria aquele pequeno e belo diário e pegava a caneta para deixar minhas emoções se derramarem na folha. Folha após folha — todas a tinta, veja você, de modo que não havia como voltar atrás depois de registrar meus pensamentos e sentimentos no papel de linhas azuis. Sim, mais uma vez eu me sentava no meu recanto aconchegante à noite e escrevia sobre as consultas ao médico e sobre os tratamentos, mas agora eu acrescentava o que estava realmente acontecendo: que antes do consultório eu me ajoelhava para rezar; que eu sofria; que eu tinha raiva. De repente, minhas emoções estavam perto da superfície, e eu resolvi mantê-las ali.

Elas continuavam ali no dia em que o médico me disse as palavras que todos ansiamos ouvir — que o meu linfoma estava em remissão. Saí do consultório com lágrimas nos olhos e me dirigi para o estacionamento. Por impulso, fui além do meu Honda estacionado, sempre confiável no frio do Wisconsin. Continuei atravessando o estacionamento e cruzei quatro pistas de tráfego, até uma trilha natural visível a distância, ao longo do Lago Michigan. Eu precisava que a natureza me envolvesse enquanto eu absorvia essa nova informação. Eu não tinha mais medo, eu não tinha mais raiva. Eu estava aliviada, eu estava agradecida. Mas de muitos modos, eu estava também confusa. Encurvada de frio em meu casaco fino e sapatos de rua, caminhei pela linha da praia, minhas emoções exultantes mantendo-me aquecida.

Meus pensamentos me levaram para um momento logo no início da minha primeira luta contra o câncer. Eu estivera lendo *Amor, Medicina e Milagres* e me deparei com a pergunta de Bernie Siegel: quais são os benefícios de ter essa doença? Fiquei com raiva quando li essa passagem. Na verdade, a própria ideia de que ele pôde fazer essa pergunta me deixou furiosa, e eu queria jogar o livro na lareira e simplesmente queimá-lo. Hoje, anos mais tarde, eu podia ver que talvez ele estivesse certo, e meu benefício havia finalmente chegado. Enquanto caminhava, olhei para o céu, e de repente me ocorreu que eu tinha algumas perguntas a apresentar a Deus.

"O que devo fazer com este tempo que me foi dado, Deus? Qual é o plano?" Uma nova vida estendia-se à minha frente, em curvas como as reentrâncias ao longo da praia. Uma vida sem médicos, tratamentos e, melhor de tudo, sem um diário de câncer.

Agora eu tinha o hábito de escrever, porém. O ato de escrever todas as noites não só servira para liberar as minhas emoções, mas eu chegara também a sentir um prazer cada vez maior com as palavras e a comunicação. Eu gostava de colocar os meus pensamentos no papel. Eu gostava de escrever a tinta, observando as palavras acumularem-se atrás da caneta. "Deus, será que eu poderia continuar escrevendo?", perguntei novamente. "Não quero deixar aquela parte da minha antiga vida para trás."

Quando voltei para o estacionamento naquela tarde, muitos anos atrás, eu tinha um plano, um plano que Deus me ajudou a ver durante a minha caminhada ao longo do lago. Eu podia reunir o que havia aprendido nas minhas duas experiências com o câncer e usar essas informações para ajudar outras pessoas. Eu podia pôr a minha caneta a trabalhar e passar o conhecimento de um sobrevivente a outro numa corrente sem fim de estímulo e compreensão. Eu não precisava pôr as minhas palavras numa caixa e guardá-las na prateleira da garagem; melhor do que isso, eu podia enviá-las ao mundo como o meu modo de ajudar outras pessoas. O câncer me deu isso, e por isso sou agradecida.

REFLEXÃO DE BERNIE

Quando você ouve o seu eu interior, fica mais fácil tomar decisões.

São muitos os aspectos da sabedoria do sobrevivente presentes nas mudanças e atividades em expansão de Carol. O valor de um diário em que você pode expressar sentimentos é determinante e de grande eficácia terapêutica. Quando mantém um diário, você ouve a si mesmo e ouve a sua verdadeira voz interior. Em tempos de dificuldade, às vezes pode ser inspirador reler as próprias palavras. Registrando os seus pensamentos mais íntimos e os segredos mais profundos nas páginas de um caderno, você pode voltar no tempo e ver a multiplicidade de emoções que acompanha as suas experiências de vida. Você pode rir, chorar ou mesmo constranger-se consigo mesmo, mas sempre chega a uma melhor compreensão de quem você é. Escrever um diário é uma forma excelente de acompanhar o seu desenvolvimento pessoal e espiritual. A cor preferida de Carol, a púrpura, simboliza os recursos representados pelo seu lado espiritual. Muitas vezes uso desenhos para ver com que cores as pessoas se representam e que cores usam para representar sua doença e tratamento. Esses desenhos revelam significados inconscientes que podem afetar os tratamentos e os seus resultados. Com a nova consciência dos sentimentos que ela obteve escrevendo o diário, Carol afastou-se das exigências do trabalho e transformou sua vida. Ela aprendeu a parar de pensar e começou a sentir o que era certo para ela e para sua vida.

A raiva de Carol contra mim e a minha filosofia foi um bom sinal porque essa raiva a levou a agir, em vez de mergulhar em depressão e culpa. Eu nunca me aborreço quando as pessoas se irritam com o que escrevo, porque raiva é energia. Se elas se enrolam na cama sentindo culpa, vergonha e reprovação por causa do que escrevi, nós dois temos um problema. Para os que viveram a experiência do câncer, manter um diário de emoções é um modo de expressar a raiva, o medo e a frustração que chegam com o diagnóstico. O simples fato de tomar consciência desses sentimentos indica que você já começou o seu processo de cura. Com seu segundo diário, Carol decide encarar suas emoções e mantê-las à tona.

Para alguém que vive um turbilhão de sentimentos é muito fácil querer amortecer toda emoção e voltar sua atenção para as estatísticas frias e para os fatos de sua doença, como fez Carol com seu primeiro diário. A maioria das pessoas tenta entorpecer-se ou distrair-se, mas esse não é um comportamento de sobrevivente. Embora seja importante acompanhar os aspectos físicos da doença, quando ignora os seus componentes emocionais e os seus sentimentos, você pode perder a oportunidade de ligar-se a outros que vivem situação semelhante. O diário de Carol ajudou-a a descobrir sua paixão pela arte de escrever e aumentou seu desejo de compartilhar sua experiência com outras pessoas que podem estar precisando de uma vazão expressiva para seus sentimentos. Depois de encontrar inspiração em suas próprias palavras, Carol usou sua habilidade de escrever para levar esperança a outras pessoas.

Polegares para Cima

Joe Underwood

"Pode haver coisa melhor do que essa?", perguntei a mim mesmo ao saber que eu havia sido escolhido dentre milhares de professores de todo o país para receber o prêmio de Professor Homenageado da Disney. Eu? Inacreditável! Eu mal conseguia esperar para me encontrar com os outros professores, um grupo de 39 homenageados que se reuniriam em julho na Disneylândia, Califórnia, para uma maravilhosa semana de festividades, desfiles e uma festa de gala apropriada a astros da música e do cinema. Que emoção! Eu não podia acreditar que fora incluído nesse grupo. Depois de passarmos uma semana em Anaheim, todos voltaríamos a nos encontrar alguns meses depois em Orlando, Flórida. Mas muita coisa pode mudar em apenas alguns meses, não é verdade?

Todos nós aguardávamos ansiosos o nosso encontro em Orlando, com os e-mails de expectativa tornando-se cada vez mais empolgantes. Meus planos estavam bem encaminhados; eu havia persuadido o meu diretor de que essa oportunidade seria de grande proveito, e consegui inclusive convencer alguns administradores da delegacia regional de educação a providenciarem um substituto durante a minha ausência. Até que ponto essa viagem era importante? Cheguei a reorganizar o calendário dos jogos de futebol, pois, como coordenador, eu deixaria de participar de alguns compromissos esportivos. Como os organizadores foram programar um congresso educacional para desenvolvimento profissional durante a temporada de futebol? Não obstante, tudo estava bem encaminhado.

E então caí doente. Eu não adoeci de fato, pois dirigi cinco partidas de futebol aquela semana, depois de acordar, no domingo, com dores no estômago. Não dei atenção a esse desconforto, mas minha esposa, Nancy, que administra situações como essa muito melhor do que eu, insistiu em levar-me para o pronto-socorro. Dezessete horas e três tomografias depois, eu me vi numa maca sendo levado da emergência para a sala de cirurgia. Os exames revelaram um tumor no cólon, extraído com o procedimento cirúrgico.

Tudo me parecia bem; então, deixem-me ir para casa!

Depois de uma semana de internação, finalmente convenci o meu médico a me dar alta. Eu tinha certeza de que estava pronto. Era sexta-feira de manhã e o médico me autorizou a sair, mas não antes que eu consultasse uma oncologista, dra. Fu (eu não tinha ideia do que um oncologista podia fazer a essa altura). A dra. Fu, porém, me esclareceu rapidamente para que ela estava lá. Ela me disse que eu tinha câncer e que deveria receber aplicações de quimioterapia. Disse também que eu precisaria abandonar algumas atividades.

"Não posso", reagi, "tenho muitas coisas a fazer."

"Você terá de fazer isso", ela continuou, "ou não precisará mais se preocupar com o que tem a fazer."

Minha vida passava por uma mudança abrupta. Tudo mudou. Eu me ausentaria da escola por algum tempo (totalmente inaceitável); tive de abandonar imediatamente a coordenação do futebol, não por uma semana, mas por toda a temporada (uma perda indescritível); e a minha próxima viagem para o encontro com os meus colegas homenageados da Disney estava ameaçada (faltavam apenas duas semanas).

O meu maior problema ainda precisava ser resolvido: e o encontro da Disney em Orlando? Seria daí a oito dias. Eu havia planejado ir de carro, uma intenção que continuava firme. Nancy estava preocupada, pois ficar sentado e dirigir por quatro horas, sozinho, seria muito desgastante. Eu não tinha dúvidas de que tudo correria bem. Pela dra. Fu, eu poderia ir se me sentisse bem. Eu ainda estaria me recuperando da cirurgia e os tratamentos de quimioterapia começariam algumas semanas mais tarde. Eu provavelmente iria; na verdade, eu havia decidido ir, mas disse a Nancy "provavelmente". Ela também sabia que eu iria, mas não disse nada. Enviei um e-mail aos meus colegas premiados e comuniquei-lhes que eu estaria em Orlando.

Depois de um final de semana um tanto conturbado, voltei para a escola na terça-feira. Eu me reuni com os meus garotos; a preocupação deles era autêntica e realmente sincera. Encontrei-me com o meu diretor; ele questionou se a viagem a Disney era uma boa ideia. Eu o convenci de que agiria de acordo com o planejado e lhe disse que partiria no sábado.

Na quinta-feira, apresentei-me para um exame de medula óssea. Se você nunca fez esse exame, não o faça. Mas foi tolerável. Depois da aplicação de um sedativo brando, a dra. Fu introduziu uma agulha no meu quadril, no osso e na crista ilíaca, retirando uma amostra de tecido. Tudo bem, nenhum problema. Mas espere, pois vamos virar e fazer tudo de novo. Agora ela perfurou o outro quadril e retirou outra amostra de tecido. Enquanto a minha medula óssea seguia para o laboratório para ser analisada, eu fui mandado para casa para repousar. Eu precisava estar descansado para a longa viagem que começaria em menos de 24 horas.

Dirigir na Flórida é relativamente fácil, em comparação com outros estados. Tudo é plano e reto. Mas se você passou recentemente por uma cirurgia no estômago, e agulhas penetraram nos seus ossos, posso garantir-lhe que não é nada especialmente confortável. Eu me sentia como se tivesse sido arrastado para um beco e espancado: golpeado no estômago e levado bordoadas nas costas. Descontando isso, a viagem foi ótima.

Desde o momento em que fui escolhido como laureado da Disney, pus-me à procura de alguma coisa que simbolizasse esse evento, mas nunca consegui encontrar exatamente o que eu queria. Quando cheguei a Orlando e me registrei no Disney's Contemporary Hotel, porém, finalmente encontrei o que estava procurando. Era um alfinete, daqueles que existem aos milhares nas lojas, mas esse chamou a minha atenção. Numa área retangular vermelha, delimitada por uma margem dourada, uma das mãos de Mickey representava o gesto do "polegar para cima". Perfeito! Que símbolo fantástico! Encontrei não só a minha "mão" de Disney, mas algo que a maioria das pessoas normalmente associa a uma atitude positiva: uma vitória. Não tenho dúvida de que derrotarei esse câncer, por isso eu queria que outros tivessem tanta certeza quanto eu. Além disso, uma das lembranças mais carinhosas do meu tempo de criança é a do meu pai mostrando-me um "polegar para cima" sempre que eu fazia alguma coisa do agrado dele. Ele olhava para mim, levantava o polegar e dizia: "É isso aí, companheiro". Esse alfinete era a síntese de tudo. Eu o usei todos os dias durante a nossa semana de desenvolvimento profissional.

O encontro e a experiência de aprendizado foram extraordinariamente enriquecedores. Começamos pensando num aluno em quem acreditávamos, escrevendo o nome dele numa folha de papel e guardando-a. À medida que as reuniões se realizavam no decorrer daqueles dias, alguns colegas apontavam para o meu alfinete e comentavam que o achavam muito legal.

Embora nenhum de nós desejasse que o nosso desenvolvimento profissional (e pessoal) terminasse, o sábado chegou mais cedo do que todos queríamos. Os 39 diretores das nossas escolas estavam presentes, além de gerentes da Disney e outros participantes, num total aproximado de oitenta pessoas.

Na parte externa do hotel, formando um grande círculo para a nossa última reunião, todos falamos sobre o aluno que havíamos escolhido no primeiro dia. Ao longo do círculo de oitenta participantes, com os nomes dos alunos sendo ditos em voz alta, a nossa crença individual e coletiva nos alunos citados foi se intensificando. No final, uma renomada professora da Disney nomeou seu escolhido e em seguida informou que havia mais uma coisa a tratar antes do encerramento. Ela começou a ler uma mensagem com estes termos: "Joe, nós acreditamos em você e estamos ao seu lado na luta contra o câncer. Sabemos que você superará esse obstáculo devido à sua atitude positiva, e nós o amamos". Ouvindo essas palavras, fiquei muito surpreso e comovido. Mas ela não havia terminado. Todos olhavam para mim enquanto ela continuava: "Colegas laureados, por favor, peguem seus alfinetes e fixem-nos na lapela". Nesse momento, todos os homenageados e os demais participantes retiraram do bolso e mostraram seu alfinete representando um polegar para cima.

O meu coração estava na garganta e lágrimas rolaram pelo meu rosto. Mais de oitenta pessoas dedicaram aqueles alfinetes a mim como símbolo da minha luta. Também prometeram usá-los todos os dias até que o câncer entrasse em remissão. A minha emoção era tão forte, que chegava a dificultar a respiração. Eu não conseguia acreditar que esse diversificado grupo de eminentes educadores faria uma dedicatória tão maravilhosa a uma pessoa

— a mim. Cada um deles, então, se aproximou e me abraçou, e desde aquele momento todos continuaram a usar seu alfinete do "polegar para cima".

Sei que muitas pessoas se informaram com os premiados a respeito daqueles alfinetes, e hoje várias centenas de pessoas, inclusive estudantes, usam um alfinete do polegar para cima como um lembrete de que alguém — a quem nem sequer conhecem — pode vencer a batalha contra o câncer.

Ainda não venci a minha batalha contra o linfoma não Hodgkin, mas sobrevivi às sessões de quimioterapia. Eu havia perdido todo o cabelo quando o grupo da Disney se reuniu para o último encontro naquele maio em Anaheim. Ao chegar, emocionei-me ao ver cada participante com o seu alfinete. Eu continuo usando o meu ainda hoje. Esse alfinete e o apoio dos professores da Disney me ajudaram a fazer com que o câncer entrasse em remissão total. Nada na minha vida profissional foi mais mágico. Polegares para cima!

REFLEXÃO DE BERNIE

Vocês são todos vencedores.

De vez em quando, ouvimos falar de um ato de generosidade tão extraordinário, que chegamos a chorar. De pessoas que fazem doações anônimas a outras que não dispõem de recursos para pagar suas despesas médicas, a um grupo de alunos que raspam a cabeça para se parecer com o colega que está recebendo quimioterapia, podemos ver que existe bondade no mundo. O que é realmente impressionante com relação à história de Joe é que sua atitude e vontade de viver influenciaram muitas outras pessoas e levaram estranhos a usar o alfinete do polegar para cima como apoio à sua causa. Sua decisão de viajar mostrou sua dedicação e determinação de viver sua vida e de não deixar que o câncer o paralisasse. Como dizem os físicos quânticos, desejo e intenção alteram o mundo físico, produzindo a ocorrência de fatos que normalmente não ocorreriam se não fossem desejados. Sempre acrescento a palavra "determinação" a essa afirmação, porque creio que ela também constitui uma parte essencial da criação da mudança. Da minha perspectiva, embora eu não goste de pensar que se trata de uma batalha, Joe já venceu a batalha contra o câncer porque não deixou que ele levasse sua vontade de viver.

Joe se tornou uma inspiração para os seus colegas professores da Disney, e em retribuição eles lhe ofereceram apoio e se tornaram inspiração para ele. Um alfinete com o polegar para cima da Disney foi o símbolo perfeito para ajudar a manter a atitude positiva de Joe. Ele o associou à lembrança do pai e à conquista. Com essa associação, Joe acreditava que podia vencer e que venceria a batalha contra o câncer, e ajudou outras pessoas a aderir a essa crença. Perder aulas e não poder participar da temporada de futebol o deixavam decepcionado, mas Joe aprendeu a viver cada dia e um dia de cada vez.

Quando você tem objetivos, como ir a Orlando ou ver o seu filho crescer, a sua probabilidade de obter sucesso é muito maior do que a da pessoa que vai para casa, deita-se na cama e não se esforça para criar o que seu coração deseja.

Conheci um jogador universitário de futebol na Colgate, a universidade onde me formei, que ao enfrentar a leucemia impressionou de tal modo a equipe, que os colegas planejaram dar-lhe um prêmio durante um dos jogos. Por causa da baixa contagem de glóbulos brancos devido à quimioterapia, eles não conseguiram realizar o planejado dentro do campo, por isso reuniram algumas pessoas no vestiário no intervalo do jogo. Naquele momento, o time estava perdendo para os adversários, e não de pouco. Ao entrar no vestiário, Mark disse: "Quando jogava, eu sempre pensava que dava tudo de mim em cada jogo. Agora que não jogo, percebo que eu não fazia isso. Portanto, não deixem nada aqui. Deixem tudo lá no campo". O time foi para o jogo, desequilibrou o oponente e venceu a partida. O fundamental, porém, não é o escore final, mas o esforço. Todos morreremos, mas quantos de nós terão vivido realmente?

Quando você pode contar com pessoas devotadas que lhe mostram o polegar para cima, você sofre menos e os efeitos colaterais decorrentes do tratamento são menores. Por isso, todos nós precisamos de uma equipe formada de "polegares para cima" solidários. A vida é uma maratona, e nós estamos aqui para terminar a corrida e dar o melhor de nós para vencê-la. Então você nunca será chamado de perdedor. E quando você se esforça ao máximo e os seus torcedores comparecem para incentivá-lo, os resultados são incríveis e previsíveis. Sempre me lembro daquela senhora torcendo numa esquina quando participei da Maratona da Cidade de Nova York. Ela dizia a todos que passavam: "Vocês são todos vencedores". Sem dúvida, Joe Underwood é um vencedor.

Conclusão
Amor, Medicina e Milagres Hoje

Quando eu estava com meus 7 anos de idade, a nossa família foi passar férias em Cape Cod. Durante uma caminhada pelas ruas de Provincetown, eu me virei para os meus pais e disse: "Quando crescer, vou ser médico". Não me lembro daquele momento ou da minha decisão, mas ouvi tantas vezes meus pais descreverem a cena que ela deve ser autêntica.

Como adolescente com habilidades artísticas, eu não sabia que alguns artistas vendiam suas obras e ganhavam a vida fazendo o que gostavam. O único aspecto comercial da arte que eu conseguia ver era o da decoração, e isso não era para mim. Mas como eu tinha mãos habilidosas, amava as pessoas, gostava de consertar coisas e era fascinado pela ciência e pela natureza, tornar-me cirurgião me parecia a melhor maneira de atender a todos os meus interesses. A parte dolorosa, e para a qual eu não estava preparado emocionalmente, trouxe-me até onde estou hoje.

Eis por quê — quando se frequenta uma escola de medicina, os professores não ensinam a lidar com a perda e com os aspectos emocionais da medicina. Há muitos alunos de medicina que se formam porque são fascinados pelo corpo humano. O problema é que o corpo leva dentro dele uma pessoa real. Um aspecto da condição de cirurgião é que se está diretamente envolvido no processo médico — põe-se realmente "a mão na massa" — não se limitando a passar receitas. O doloroso nessa profissão é que, às vezes, as decisões tomadas ou as complicações de uma cirurgia causam ainda mais problemas para os pacientes. Eu não estava preparado para o sofrimento causado por tudo aquilo que eu não conseguia realizar em favor dos meus pacientes, e não recebia respostas dos meus professores quanto ao porquê Deus faria um mundo onde crianças desenvolviam câncer e morriam.

Não são apenas os pacientes que sofrem. Os médicos também padecem do transtorno de stress pós-traumático. Para mim, o meu M.D. (Medicine Doctor) representava "Minha Doença". Aqui está um ótimo exemplo disso. Tenho um autorretrato, que pintei em 1977, pendurado na nossa sala. Mas de quem é de fato a pintura? Você não saberia que sou eu porque estou escondido atrás da touca, da máscara e do jaleco de cirurgião. Os médicos enterram seu sofrimento e nunca o discutem em reuniões ou conferências médicas. Nós não sentimos, nós pensamos. Muitas vezes, quando se pergunta a um médico como ele se sente sendo médico, a resposta é: "Penso que é como..." *Penso*? Você já percebeu como muitos quadros famosos representam médicos sentados ao lado dos seus doentes e pacientes moribundos, com as mãos apoiando o queixo, pensando e não de fato tocando o paciente? Quando peço a alunos de medicina que desenhem a si mesmos trabalhando como médicos, quase todos me entregam rascunhos que não incluem pessoas, apenas equipamentos e livros, ou então eles se veem sentados atrás de uma escrivaninha com o diploma pendurado na parede. Quando se representam tocando alguém, é com o estetoscópio. Imagine se essas coisas fossem discutidas na faculdade de forma terapêutica. Esses debates teriam me ajudado, como teriam ajudado a todos os estudantes que vieram depois de mim, a descobrir razões mais positivas para nos tornarmos médicos.

Há trinta anos (mesmo ano em que pintei o retrato), escrevi ao reitor da minha faculdade agradecendo-lhe o fato de ter feito de mim um cirurgião competente, mas também dizendo que ele não havia me ensinado a cuidar emocionalmente dos meus pacientes e de mim mesmo. O que recebi como resposta? Nada. Ele nunca respondeu à minha carta. Ao longo dos anos, observei como a medicina adotou a tecnologia como seu foco principal, e assim os alunos obtêm informações médicas, mas não recebem uma educação médica. Enviei recentemente uma cópia da carta mencionada para o reitor atual da mesma escola, dizendo-lhe que era ótimo ver as coisas mudando, os sentimentos sendo compartilhados e os avanços acontecendo. O que ouvi dele? Nada; ele também nunca respondeu à minha carta.

No início da minha carreira, um dos meus pacientes era veterinário. Eu disse a ele que desistiria da minha profissão e me matricularia no curso de veterinária, porque não conseguia aguentar o sofrimento das pessoas que me procuravam. Ele me salvou e me despertou quando respondeu: "Não faça isso, porque são pessoas que levam seus animais de estimação para você". Ele me ajudou a começar a ver os meus pacientes como pessoas, e não como problemas ou doenças. Iniciei assim a minha jornada para a cura, a caminho de me tornar uma pessoa melhor e um médico mais preparado.

De lá para cá, assumi essa questão pessoalmente e comecei a participar de cursos intensivos. Os doutores Carl Simonton, Elisabeth Kübler-Ross e Karl Menninger foram alguns dos meus professores; todos eles me ajudaram a abrir a mente e a modificar a minha experiência para ultrapassar os limites das minhas crenças tradicionais. Eu ignorava por completo muitas coisas que eles me ensinavam, mas tive coragem para encarar os meus sentimentos e para procurar a ajuda de que precisava para não me tornar insensível ao que acontecia com os meus pacientes. Aprendi que a meditação e a visualização dirigida podiam levar-me à consciência da minha sabedoria interior e da comunicação mente/corpo. Fiquei estupefato quando Elisabeth Kübler-Ross deu uma rápida olhada num simples rabisco meu e fez comentários sobre toda a minha vida. Conheci o valor dos sonhos com relação às informações somáticas e psicológicas.

No entanto, o fator preponderante que redirecionou a minha vida foi a circunstância de uma das minhas pacientes com câncer de mama dizer as palavras que me deram o impulso inicial nesse caminho. Participávamos os dois da mesma conferência, levados pelo nosso sofrimento. Ela estava sentada perto de mim, sem nenhum móvel entre nós, diferentemente do que acontecia no consultório. Ela disse: "Você é um cara legal e eu me sinto melhor quando estou no consultório com você, mas não posso levá-lo para casa comigo. Por isso, preciso saber como viver entre uma consulta e outra". De repente, eu não precisava me sentir um fracasso. Eu podia ajudar as pessoas a viver, em vez de tentar curar cada doença e impedi-las de morrer.

Quando voltei para o consultório, desloquei a escrivaninha para a parede, de modo a não ficar mais separado dos pacientes. Eu levava creions para o hospital e pedia aos pacientes que desenhassem; comecei uma nova jornada em direção à vida das pessoas que eu atendia e por quem me preocupava.

Meus pacientes se tornaram meus professores. Quando eu lhes causava sofrimento, eu dizia: "Preciso abraçar você". Eu achava que os estava ajudando, mas acabei percebendo que a primeira palavra era "Preciso"; e eles estavam me curando porque sabiam que eu precisava de ajuda. Muitas vezes, estando quase a ponto de desistir como cirurgião, eles me reanimavam.

Aprendi também a aceitar críticas dos pacientes. Acredito que as críticas ajudam a aparar arestas e me tornam um médico melhor. Os melhores médicos são criticados por seus pacientes, enfermeiras e famílias. Por quê? Porque pedem desculpas, querem aprender, não se justificam e não culpam seus pacientes. Por isso, as pessoas sabem que esses médicos estão dispostos a ouvir críticas construtivas e a receber orientações. Os que negam suas imperfeições, se justificam e culpam os outros não recebem críticas, porque as pessoas descobrem que estão perdendo tempo falando com eles. Médicos que nunca foram pacientes são turistas, não nativos, no território da experiência da doença.

Eu operei minha sogra, minha irmã e meus filhos, e aprendi com eles. Ao mesmo tempo em que me sentia tão capaz quanto qualquer outro cirurgião para resolver os problemas deles, eu queria que fossem cuidados por alguém que também os amava. Quando o nosso filho Keith teve uma dor de barriga, eu o examinei e constatei que se tratava de uma hérnia inguinal. Como cirurgião pediátrico habilitado, fiz planos para operá-lo como paciente externo e levei-o para o hospital para que ele visse os quartos e conhecesse as pessoas que o estariam atendendo. Eu achava que o estava preparando adequadamente para o procedimento. Quando ele acordou na sala de recuperação, eu estava ao seu lado. Ele olhou para mim e disse: "Você se esqueceu de dizer que ia doer". Essas palavras tocaram meu coração e me fizeram um médico melhor. Como turista, eu estava aprendendo com os nativos.

Quando Keith estava com 7 anos, depois que um raio X da sua perna dolorida revelou o que parecia ser um tumor ósseo maligno, pensei que ele teria pouco tempo de vida. Fiquei bastante deprimido, para dizer o mínimo. Ele me procurou no dia seguinte e disse: "Pai, posso falar um minuto com você? Você está enfrentando isso muito mal". Assim, continuo aprendendo a viver no momento com nossos animais de estimação e com nossos filhos. Novos exames revelaram que Keith estava com um tipo muito raro de tumor benigno, mas aprendi muito com ele na semana antes da sua cirurgia.

Também aprendi com minha família que não podemos nos separar da vida. Quando minha mulher deu à luz cinco filhos em sete anos, inclusive gêmeos, tanto ela como eu ficamos exaustos e adoecemos. A minha semana no hospital me tornou um médico muito melhor porque agora eu havia *vivido* a experiência e era novamente um dos nativos em vez de apenas um turista. Por causa da minha experiência e do desejo de ajudar as pessoas a viver entre uma consulta e outra, resolvi enviar uma carta a todos os nossos pacientes de câncer, oferecendo-lhes uma vida mais longa e melhor se eles comparecessem a um encontro de grupo semanal.

Remeti mais de cem cartas; depois entrei em pânico porque esqueci de dizer que essa proposta estava limitada aos nossos pacientes. Eu esperava várias centenas de pessoas para o primeiro encontro, imaginando que todos trariam amigos e parentes com câncer. Bem, devo confessar que eu estava errado. Menos de uma dezena de mulheres apareceu. Esse foi um verdadeiro chamado a despertar que me ajudou a perceber que eu realmente não conhecia as pessoas que tratava.

Comecei a ver que as pessoas que apareciam eram *especiais*, como as chamava minha esposa, Bobbie. Elas estavam dispostas a expressar suas emoções, ler livros, desenhar figuras e mudar, sem medo de cometer erros. Tornamo-nos assim o grupo dos Pacientes de Câncer Especiais, ou PCE. Para resumir, também percebi que quando ajudávamos as pessoas a viver e as estimulávamos a curar suas vidas, eles não morriam quando imaginávamos que morreriam.

O PCE começou há trinta anos. As nossas primeiras reuniões se realizaram em salas de reuniões de bancos, igrejas, em qualquer lugar onde podíamos encontrar espaço livre. À medida que nos desenvolvemos, conseguimos obter fundos por meio dos meus livros e da venda de fitas, alugamos um escritório e treinamos um grupo de pessoas para coordenar grupos e conduzir seminários. Atualmente, o PCE tem seus escritórios em Meadville, Pensilvânia, e é dirigido pelo dr. Barry Bittman e sua esposa, Karen.

O nosso objetivo é ajudar as pessoas a encarar o câncer e outras doenças para que assim possam se fortalecer e viver.

Hoje existem muitas organizações realizando trabalho de apoio, levantando fundos para pesquisa e desenvolvendo outros projetos para pacientes de câncer e de outras doenças. Se eu fosse um administrador mais competente, talvez tivesse realizado mais ao longo dos anos. Eu gostaria de esclarecer que o que aprendi sobre a interação mente/corpo não se limita ao câncer. Ajudamos pessoas com esclerose múltipla, AIDS, doenças autoimunes, fadiga crônica, fibromialgia, e outras. Como cirurgião, eu estava mais envolvido com pessoas portadoras de câncer, por isso era natural que começasse a trabalhar com elas e as ajudasse a viver entre uma consulta e outra.

Voltando ao momento em que o PEC começou... Eu estava realmente empolgado, pensando que havia descoberto algo a respeito de sobrevivência que ajudaria outros pacientes. Por isso, comecei a escrever artigos e enviá-los para revistas médicas. Eram artigos que refletiam sobre a forma como mudanças na vida e no estado emocional de um paciente, sonhos e desenhos afetavam sua saúde e sua capacidade de cura. Os editores me devolviam os artigos, dizendo: "Interessante, mas inapropriado para a nossa revista". Imagine isso — ser inapropriado discutir a capacidade de um paciente de curar-se. Como podia? Esse é um dos problemas com a literatura médica. Ela é de mentalidade fechada, como uma revista especializada em encanamento que não aceitasse artigos escritos por eletricistas. Entretanto, se os médicos se restringem aos limites do seu campo, significa que não estão se preocupando com seus pacientes de modo holístico e integrador. Com muito otimismo, enviei meus artigos para revistas apropriadas; eles me foram novamente devolvidos com a observação: "É apropriado para a nossa revista, mas não é interessante".

Veja o que comecei a entender: tudo o que eu estava descobrindo sobre os benefícios de curar a vida dos pacientes e sobre a interação mente/corpo era conhecido por aqueles que estavam envolvidos com psiquiatria, psicologia e terapia junguiana, mas não com a medicina geral. Visitei em Londres Susan Bach, terapeuta junguiana, e nós discutimos os aspectos somáticos (a relação holística do corpo e da mente) dos meus desenhos e o fascínio de Jung por essa espécie de desenhos. No entanto, como médicos, não somos ensinados a pedir aos nossos pacientes que façam desenhos para aprender a respeito dos aspectos conscientes e inconscientes dos seus componentes somáticos e psíquicos.

O trabalho de Elisabeth Kübler-Ross com moribundos e com desenhos me mostrou que a consciência é não local. Por não local entendo que a consciência existe como uma entidade separada da mente e do corpo. A consciência dita o que a mente intermedeia e tem uma presença universal não afetada pelo tempo ou pelo lugar. Por intermédio de Kübler-Ross, conheci o terapeuta Gregg Furth e aprendi ainda mais com seu trabalho com desenhos. Ainda não encontrei um estudante de medicina que tenha recebido a informação de que Jung interpretava um sonho e fazia um diagnóstico físico correto. Do mesmo modo que a fé, a esperança e a alegria, a nossa mente, corpo e espírito são uma unidade interativa, e eles devem ser avaliados e tratados como uma unidade. Só então a verdadeira cura pode ocorrer.

O que aprendi e vivi continuei dividindo com pacientes e suas famílias. Eles precisavam saber — não se tratava de pessoas sendo imortais, mas do comportamento de sobrevivência e das qualidades que pacientes especiais têm, e que para ter as melhores possibilidades de sobrevivência, outros também precisavam desenvolver essas qualidades. Esses são temas comuns que você pode ler, ou ouvir, na Bíblia, em grupos de ajuda, e de crianças com câncer, fuzileiros navais, terapeutas, sobreviventes de campos de concentração e muitos outros. Tudo é uma questão de sobrevivência a tempos difíceis, sendo irrelevante qual seja a ameaça, mas sendo relevante o modo como a pessoa reage a ela.

Depois de iniciar o PCE e de ver os benefícios dos grupos de apoio e fortalecimento às pessoas e à sua sobrevivência, comecei a viajar e falar sobre as minhas experiências. Inúmeras pessoas se aproximavam de mim nas palestras dizendo: "Você se lembra de mim?" Eram pacientes que já deviam ter morrido, mas estavam vivos e bem. Eles haviam desistido de voltar ao consultório porque o que tinham ouvido eram somente comentários negativos sobre suas possibilidades de sobrevivência. Não de mim, devo acrescentar, mas de outros médicos. Encontrar esses sobreviventes reforçava as minhas crenças e a minha experiência.

Uma noite, alguém se aproximou de mim e perguntou: "Você já pensou em escrever um livro?" Eu? Escrever? Eu não tinha certeza.... Sou muito visual; a minha nota mais baixa em quatro anos de faculdade foi um C em Redação Criativa. Mas essa pergunta pôs a bola em jogo, e apareceram pessoas que me ajudaram a escrever e a publicar minhas experiências em *Love, Medicine, and Miracles* [*Amor, Medicina e Milagres*] em 1986 e muitos outros livros desde então. Quando saiu a primeira edição do livro, causando muita polêmica, fui convidado a participar do programa da Oprah Winfrey; para me elogiar, pensei. Também estavam no programa outros médicos que discordavam do que eu havia escrito e das minhas crenças. Graças à querida Oprah, o livro se tornou um *best-seller* no primeiro lugar da preferência pública; e vinte anos depois e mais de dois milhões e meio de exemplares vendidos, ele ainda é lido em todo o mundo, ajudando pessoas a sobreviver. No entanto, ainda não consigo que a minha faculdade aumente a minha nota de redação para B.

Na época, minhas convicções e opiniões desafiavam o sistema, e eu era convidado a participar de todos os programas de entrevista populares por causa disso. Minhas palavras e ideias desconcertavam outros médicos, que diziam que tudo isso era bobagem. Quando o escritor Norman Cousins falou e escreveu sobre sua experiência com a doença e a autocura, os médicos não se sentiram ameaçados porque se tratava de uma história, apenas. Eu estava tentando dar bases científicas a toda essa questão, mas era criticado por não ter desenvolvido pesquisas. E ninguém se dispusera a financiar minhas pesquisas porque não acreditavam no que eu dizia. Quando um aluno de Yale realizou uma pesquisa com os nossos pacientes do PEC, seu professor não acreditou nos resultados favoráveis e alterou o grupo de controle para deturpar os resultados.

Recentemente foram feitas pesquisas para constatar a validade das minhas crenças e comprovar os benefícios que elas proporcionam aos pacientes. Até os benefícios da música na sala de cirurgia foram estudados. A primeira vez que levei um gravador para a sala de cirurgia e pus música, fui chamado de "risco de explosão". Quando falei com pacientes anestesiados, fui considerado doido. Quando eu me pronunciava em conferências, era vaiado. Anos mais tarde, com os benefícios já demonstrados, eu era convidado a falar diante da mesma plateia que antes me levara a calar. E muitas das minhas modalidades de tratamento se tornaram políticas hospitalares porque os meus resultados alcançavam maior sucesso, e ninguém era contra o sucesso. Os que mais me ajudaram foram os médicos que realizaram pesquisas com o objetivo de provar que eu estava errado e que obtiveram resultados contrários às suas expectativas. O que eu fazia não expressava nada de novo, apenas dava nova forma de expressão ao já conhecido.

Muitos médicos me diziam: "Não posso aceitar isso", depois de lhes apresentar um caso ou dar-lhes alguma informação. Não diziam que não podiam explicar ou compreender, mas que não podiam aceitar. O problema era que tinham a mente fechada. Se introduzíssemos esses temas nos currículos de medicina, creio que os alunos estariam abertos a uma experiência diferente ao começarem a prática. Hoje, o Memorial Sloan-Kettering Cancer Center, em Nova York, tem um departamento de medicina integrativa dirigido pela psicóloga Barrie Cassileth. Segundo Barrie, a administração valorizou esse departamento mais do que o pessoal médico. Comentário desalentador, mas típico da medicina atual. Eu sempre digo que prefiro falar a astrônomos e físicos quânticos porque eles se sentem à vontade com a incerteza e conhecem os efeitos do desejo e da intenção.

Lembro que o renomado dr. Karl Menninger me dizia, depois da publicação de *Amor, Medicina e Milagres*, que ele iria escrever um livro com o título *Twelve Hopeless Cases*, sobre doze pessoas que os médicos consideravam incuráveis, mas que estavam vivas e com boa disposição à época. Ele disse: "Mas não preciso mais escrever esse livro. Você já fez isso". Comecei a encontrar muitos livros com a mesma mensagem, mas, de novo, escritos mais por psicoterapeutas do que por médicos.

Felizmente, hoje os tempos são outros no campo da medicina; estudos foram realizados revelando os benefícios para a saúde, para a sobrevivência e para a recuperação proporcionados por fatores como: música na sala de cirurgia, cenários da natureza retratados nos quartos dos hospitais, mensagens positivas sussurradas a pacientes anestesiados, senso de humor, espiritualidade, visualizações, animais de estimação, relacionamentos, e muitos outros.

Quando comecei a modificar a minha prática, passando a tratar a pessoa e não a doença, aconteceram algumas coisas interessantes que me ajudaram a percorrer meu caminho pela vida na direção que eu devia seguir. Como eu recebia muitos convites para dar palestras, comecei a montar o calendário de plantão anual para mim e para os meus quatro colegas, na tentativa de evitar possíveis conflitos. Um dia, o meu colega Bill McCullough me disse: "Você notou como assinala o calendário?" Respondi que não sabia do que ele estava falando. Ele então explicou que como eu lidava muito com desenhos e cores, era interessante o fato de eu assinalar com preto os dias em que realizava cirurgias, ao passo que identificava com branco os dias em que eu estava viajando para dar cursos ou fazer palestras. Com isso, ele realmente me ajudou a tomar uma decisão importante. Coloque-se no meu lugar e imagine desistir de uma carreira que você ama. Não era fácil para mim parar de fazer cirurgias e redirecionar toda a minha vida para o atendimento a pessoas por meio da palavra, dedicando-me a palestras, seminários, grupos de apoio e magistério. A observação de Bill sobre o calendário me ajudou a ver a verdade num nível mais profundo, significativo e até inconsciente.

Outro fator que me ajudou a alterar o foco da minha vida foi que as minhas plateias começavam a incluir mais praticantes de serviços da saúde. Eu deixara de ser o problema; agora eu era uma fonte de informações e um recurso tanto para o médico como para o paciente. Eu ainda gostaria de operar? Sim, mas posso ajudar mais pacientes falando para eles, para seus médicos e para centenas de alunos de medicina do que ajudaria se passasse o mesmo número de horas fazendo cirurgias.

Hoje, anos depois de ter sido uma figura polêmica e um convidado procurado por programas de entrevista, não sou causa de conflitos e distúrbios. As pessoas agora concordam comigo e a ciência examina as minhas ideias. Em seu livro, *The Biology of Belief*, Bruce Lipton diz tudo muito bem. Ele chama os genes de "modelos", e diz que é a química do nosso ambiente interno que seleciona o gene a ser ativado. Gêmeos idênticos não desenvolvem a mesma doença no mesmo dia. E quando um a desenvolve e o outro não, é preciso examinar a história de vida de cada um para descobrir o motivo. Um estudo recente revela como a solidão influencia os genes que regulam a função imunológica e torna a pessoa vulnerável ao câncer e a doenças autoimunes e virais.

Não se trata de culpar, mas de compreender que você não pode separar a sua saúde da sua experiência de vida. Mente, corpo e espírito são todos parte de um organismo unificado — você. Existem muitos exemplos em nossa vida diária de pessoas que desenvolvem câncer, e outras enfermidades, em momentos de enorme stress, de perda e de mudanças vida. Os psicólogos definem esses momentos como "unidades de crise da vida".

Embora alguns as vejam como controversas, é importante dar atenção a essas unidades de crise da vida, perguntando a você mesmo o que aconteceu nos últimos dois anos antes do seu diagnóstico. Também penso que os pacientes devem perguntar a si mesmos: "Como posso me beneficiar com a doença?" Hoje apresento aos meus pacientes uma relação de perguntas que definem uma personalidade com capacidade imunológica. Ela foi elaborada pelo psiquiatra dr. George Solomon para sua pesquisa com pacientes portadores de AIDS. Ele descobriu que as respostas a essas perguntas definiam quem seria sobrevivente da AIDS por um longo tempo. Se responder não às primeiras sete perguntas e sim às duas últimas, você precisa prestar atenção.

1. Vejo sentido no meu trabalho, nas minhas atividades diárias, na minha família e nos meus relacionamentos?
2. Consigo expressar raiva apropriadamente ao me defender?
3. Sou capaz de pedir ajuda a amigos e familiares quando me sinto só ou enfrento dificuldades?
4. Sou capaz de pedir favores a amigos ou familiares em caso de necessidade?
5. Consigo dizer não a alguém que me pede um favor se não posso ou não quero prestá-lo?
6. Assumo comportamentos relacionados com a saúde baseado em necessidades definidas por mim mesmo e não pelas prescrições ou ideias de outras pessoas?
7. Tenho momentos de lazer suficientes na minha vida?
8. Sinto-me deprimido por longos períodos, quando então perco as esperanças de um dia mudar as condições que me levam à depressão?
9. Desempenho submissamente um papel que me é determinado ou imposto, em detrimento das minhas próprias necessidades?

À lista de Solomon, acrescento perguntas que me ajudam a perceber se as pessoas estão em contato com seus sentimentos e se podem aceitar sua beleza e divindade.

1. Hoje iremos jantar fora; o que você gostaria de comer?
2. O que você penduraria na entrada de cada edifício público que tivesse um cartaz com os dizeres: "veja como a vida é bela e tem sentido"?
3. Como você se apresentaria para Deus?

O que espero ouvir de um paciente é:

1. Uma resposta rápida a essa pergunta, dizendo em poucos segundos o que ele gostaria de comer, e não pensando durante quinze minutos sobre o que poderia querer.
2. "Um espelho."
3. Caso você diga: "Sou eu" ou descreva algum papel que desempenha, você será orientado a retirar-se e voltar quando souber quem você é. Não havendo separação entre você e o divino, você poderia dizer: "É você" ou "Seu filho está aqui". Então você será convidado para entrar. A melhor resposta que já ouvi foi a de um aluno do ensino médio, evidentemente muito amado: "Diga a Deus que o substituto dele está aqui".

Décadas atrás, o psiquiatra Bruno Klopfer usou os perfis de personalidade de 24 pacientes de câncer para prever quem teria um desenvolvimento mais lento ou mais rápido da doença. No caso de cinco pacientes, ele errou ou não conseguiu prever, mas acertou vinte vezes. A psiquiatra Caroline Thomas, da Johns Hopkins University, aplicou um teste de personalidade a alunos de medicina, pedindo-lhes que também fizessem um desenho de si mesmos. Ela examinou esse material anos mais tarde, e combinando o resultado dos testes com os desenhos, pôde relacionar e prever que doenças cada aluno contrairia e em que parte do corpo. Ela não imaginara que o câncer resultaria de algum fator psicológico, ficando realmente surpresa com os resultados.

Um dos fatores definidos por Thomas para prever o câncer foi "baixa proximidade com o perfil de um dos pais". De modo similar, um estudo realizado com alunos de Harvard revelou que daqueles que afirmavam que seus pais não os amavam, mais de 90% contraíram uma doença de maior gravidade na meia-idade, ao passo que os que se sentiam amados por seus pais chegavam a apenas um quarto do índice dos que não se sentiam amados. Hoje constato essa realidade nos grupos de apoio para pessoas com câncer e nos grupos mais antigos que coordeno. Em sua grande maioria, os participantes se sentem amados, ou não estariam vivos e lutando por suas vidas.

Também vejo pessoas que aceitam sua mortalidade e passam o restante dos seus dias fazendo o que as deixa felizes. Em Londres, os médicos disseram a um homem que lhe restavam apenas dois meses de vida. Ele foi para casa e gastou até o último centavo aproveitando o tempo de sobrevida; passados os dois meses, ele continuava muito bem de saúde. Hoje ele quer processar o médico pelo erro cometido. A morte não é um fracasso, embora os médicos raramente usem as palavras "morto" e "morte", se é que o fazem alguma vez. Eles falam em definhar, passar, perder, ir em frente e usam expressões que os resguardam de fazer comentários sobre a morte. Não é por acaso que a maioria das pessoas internadas morre à noite, quando médicos e entes queridos não estão presentes para interferir e criar sentimentos de culpa. Um médico escreveu um artigo, "Não no meu Turno", a respeito dele mesmo e de dois outros colegas jovens que fizeram uma aposta para ver quem deles conseguiria impedir que um homem moribundo morresse no seu turno de oito horas. O médico que escreveu o artigo acabou se dando conta da morbidez envolvida na competição.

Também aprendi que a morte não é o resultado pior. Uma das origens dessa crença são as palavras do escritor William Saroyan, que descreve um homem jovem agonizando e tornando-se "sem sonhos, não vivo, perfeito". Essa é uma descrição precisa da morte. Quando você deixa o corpo, não leva junto suas aflições.

Ajudei muitas pessoas a terminar sua vida compartilhando seu amor e seus sentimentos, conseguindo morrer rodeadas por seus entes queridos e sabendo que não fracassaram porque seu amor é permanente e imortal. As mortes dos meus pais e dos pais da minha esposa foram acompanhadas pelo carinho das pessoas queridas, e foram tranquilas e sem conflitos. Quando se cansaram do próprio corpo, eles nos comunicaram. Como meu sogro dizia, e sua lápide repete, "Ele apenas caiu". Quando o amor está envolvido e o conflito solucionado, você pode desligar o botão "viver" e fazer como ele. Ele recusou o jantar e as vitaminas aquela noite, comunicou aos familiares os motivos da recusa e morreu poucas horas depois. Assim eu ajudo as pessoas a viver e a morrer quando elas acham que chegou a hora e que o seu corpo não é mais o lugar onde gostariam de estar.

Eu fico triste? Sem dúvida, mas aprendi a viver como eles gostariam que eu vivesse e a não me acabrunhar em excesso ou descontroladamente para que o meu pesar não domine a minha vida. No céu, todos levam uma vela; eu soube por meu pai, depois da sua morte, que uma única coisa pode apagá-la. Num sonho, durante uma visita que eu lhe fazia no céu, percebi que sua vela estava apagada. Quando me ofereci para acendê-la, ele disse: "Eles a acendem, mas as tuas lágrimas sempre a apagam". A lição que ele me ensinou está sempre comigo. Expandi recentemente esse ensinamento num livro ilustrado para crianças intitulado *Buddy's Candle*.

Felizmente, vejo alguns dos aspectos que acabo de descrever começando a fazer parte do atendimento médico. É um avanço, mas deveria ter ocorrido décadas antes. Estamos apenas dando os primeiros passos rumo à humanização das práticas médicas como eu gostaria de vê-las. Também fico impressionado ao ver os progressos nos campos da terapia e da tecnologia. Antevejo o dia em que a ciência nos indicará o caminho para a cura da nossa vida e do nosso corpo, recomendando-nos a não declarar guerra ao câncer, pois a guerra e o conflito apenas fortalecem a doença. Palavras fortes como "matar", "explodir", "envenenar" e "atacar" sairão do nosso linguajar médico, deixando de produzir efeitos hipnóticos negativos. Experimente ler um protocolo de quimioterapia; você verá que ele não menciona um único benefício, limitando-se a relacionar o que dará errado. Dave, um amigo meu quacre, numa consulta com um oncologista, ouviu deste: "Vou matar o seu câncer". Dave replicou: "Sou quacre, não mato nada". Ele saiu do consultório e fez um desenho representando as células brancas levando as células cancerosas embora. Ele viveu por mais de doze anos à base de remédios naturais.

Tenho certeza de que o futuro da terapia estará na comunicação com o paciente, entre o paciente e a célula cancerosa, e com medicamentos que atuarão de modo natural, em nível genético, dizendo à célula cancerosa para morrer, cessar de proliferar ou voltar ao normal, ao mesmo tempo em que as células saudáveis continuarão ilesas. Esse processo se assemelha ao modo como bactérias, vírus e plantas passam por mudanças genéticas e reversões espontâneas e inteligentes para sobreviver a antibióticos, vacinas e alterações ambientais. Essas mudanças não são acidentes do acaso; elas acontecem rapidamente em reação a uma ameaça.

A minha esperança é que o tratamento do câncer, no futuro, cure vidas e cure doenças. A aceitação da mortalidade pode ser um excelente professor de vida. Como escreveu Elida Evans em seu livro, *Psychological Study of Cancer*, em 1926, o câncer é uma mensagem ao paciente para que ele tome outro caminho na sua vida. O câncer é um crescimento que deu errado.

É por isso que peço às pessoas que desenhem seu tratamento, para que eu possa ver o que sua sabedoria interior irá revelar. Algumas pessoas que não querem quimioterapia desenham uma figura bonita porque sua intuição sabe que a decisão tomada é a certa para elas. Outras que estão recebendo quimioterapia ficam se perguntando por que padecem de tantos efeitos colaterais, até perceber que seu desenho é um caos. Há desenhos de salas de cirurgia em que Deus, o amor e um cirurgião sem máscara abraçam o paciente e outros em que não há ninguém lá para observar ou dar atenção ao paciente. A terapia por radiação pode ser vista como um presente que se irradia de Deus ou como um monstro ameaçador; e do mesmo modo, a alimentação à base de vegetais. Quando o amor se associa à fé, à esperança e à alegria, os resultados são inacreditáveis. Pelos desenhos que crianças faziam de si mesmas na sala de cirurgia, eu podia dizer se elas eram amadas ou não. As que se sentiam amadas desenhavam a sala em cores naturais, vibrantes. As que achavam que estavam sendo operadas como castigo imposto por pais sem amor desenhavam uma sala escura e desolada.

A sua reação irá variar de acordo com a sua relação e a sua crença no seu tratamento e no seu médico. Veja o conselho de um integrante de um dos grupos: sempre que um médico prescrever alguma coisa, recuse. Por quê? Porque quando você recusa, o médico percebe que você não é um sofredor submisso típico. Você é um *participante* responsável, uma pessoa com quem ele precisa sentar-se e conversar para que sejam tomadas decisões corretas sobre o tratamento.

Não é só o câncer que precisa ser tratado, mas também a experiência do paciente. Como eu disse, a tecnologia é maravilhosa, mas o tratamento deve ser do indivíduo, e não apenas da doença. Quando você pergunta às pessoas o que estão sentindo, elas não respondem com o diagnóstico médico. Elas respondem com palavras que exprimem sensações, como "fracasso", "obstáculo", "carga", "esgotamento" e "exaustão", mas também com termos como "bênção", "chamado a despertar" e "novo começo". Elas estão se referindo à sua experiência de vida, que precisa ser curada, porque quando cura uma vida, você também aumenta as probabilidades de curar uma doença. A cura é autoinduzida, e não apenas com relação aos aspectos somáticos da vida de um paciente. Quando opero o corpo de uma pessoa, não preciso dar-lhe uma lista de coisas a fazer para curar. O corpo sabe, por isso podemos cobrir uma ferida com uma bandagem e o corpo faz o que precisa fazer.

Sim, há modos de impedir ou de intensificar a cura relacionada com os seus sentimentos e com as suas experiências de vida, porque a sua química interna é alterada pelos seus sentimentos. O nosso corpo nos ama, mas nós amamos o nosso corpo e a nós mesmos? Quando uma mulher me descreveu a experiência da sua doença como um fracasso, eu lhe perguntei como isso se encaixava na vida dela. Ela disse: "Ah, o meu corpo fracassou comigo". Eu disse: "Estou perguntando como a palavra se aplica à sua vida". Ela respondeu: "Meus pais cometeram suicídio quando eu era pequena. Por isso devo ter sido um fracasso como criança". Então começamos a curar a sua vida e a tratar a sua doença.

Alexander Solzhenitsyn, ele próprio um sobrevivente do câncer, se expressa muito bem em seu livro *Cancer Ward* [*Pavilhão dos Cancerosos*]. Ele escreve sobre os homens que estão na enfermaria; um deles está lendo um manual de medicina. Ele lê a respeito de casos de cura de verdade, não de recuperação por meio de tratamento. Em geral ouvimos os médicos usar o termo "remissão espontânea" em vez de "cura" quando um paciente tido como incurável melhora. O que podemos aprender com uma remissão espontânea? Não muita coisa. Mas podemos aprender muito com um caso de cura autoinduzida. Solzhenitsyn simboliza essa cura de modo muito belo e preciso. É como se a cura autoinduzida esvoaçasse do grande livro aberto, como uma borboleta com as cores do arco-íris, e os homens ali presentes oferecessem as faces para o seu toque de cura quando ela passasse por eles. Só o melancólico Poduyev resmunga: "Suponho que para isso é preciso ter a consciência limpa".

Solzhenitsyn está dizendo que a cura tem relação com a transformação, simbolizada pela borboleta. A lagarta se dissolve e a borboleta nasce, e precisa lutar para sair do casulo e sobreviver. O arco-íris representa as nossas emoções. Cada cor representa uma atitude ou emoção. Vejo isso todos os dias no meu trabalho com desenhos. Quando eles formam um arco-íris, revelam que a sua vida está em ordem e que você tem uma consciência limpa e está vivendo a sua verdadeira vida autêntica, não um papel. Você encontrou o amor-próprio e a sua divindade, como também a sua fé, esperança, alegria e uma consciência limpa no aqui e agora.

Vejo a vida como um trabalho de parto de autonascimento, e isso inclui o tratamento de câncer. Deparei com muitos poemas que descrevem essa visão, e um deles compara os nove meses de gestação com doze meses de quimioterapia e radiação. A primeira experiência tem valor porque você dá à luz o seu filho, a segunda tem valor porque você dá à luz a si mesmo. Imagine-se como uma tela em branco sobre a qual você cria uma obra de arte trabalhando e retrabalhando com seu pincel e paleta de cores. Sobreviventes não seguem prescrições, apenas; eles refletem sobre suas escolhas e tomam suas próprias decisões.

São muitos os componentes que integram a personalidade do sobrevivente, entre os quais a fé espiritual e a fé no seu médico, no tratamento e em si mesmo. A esperança também é um componente importante. Ocorrem-me novamente os versos de Emily Dickinson: "Esperança é algo emplumado que pousa na alma e canta a melodia sem a letra, sem cessar". Ela também escreveu: "Cirurgiões precisam ser muito cuidadosos quando pegam o bisturi! Debaixo de suas delicadas incisões, agita-se o réu — a *Vida!*"

A esperança é sempre verdadeira e torna o viver mais alegre. Por favor, entenda, não existe falsa esperança. Não se trata de estatística, mas de possibilidades e incertezas. Conheço pessoas que entregaram seus problemas a Deus e viram seu câncer desaparecer. Não recomendo essa atitude como terapia única, porque não é fácil fazer isso, mas testemunhei esse fato mais de uma vez. Deus também pode enviar um cirurgião para ajudá-lo. No entanto, isso mostra como a fé e a esperança são poderosas; e quando se combinam com a paz de espírito, coisas extraordinárias podem acontecer. Quando uma figura de autoridade lhe diz o que vai acontecer, a mensagem é hipnótica e pode induzir os resultados descritos. Conheci um homem que tinha câncer de pulmão. Quando ele desenvolveu catarata, o plano de saúde se recusou a pagar a cirurgia, alegando que ele estaria morto em pouco tempo e por isso não se justificava gastar dinheiro com uma cirurgia de catarata. A perda da visão lhe tirou a alegria de viver, que basicamente consistia em brincar com seus netos, ler a seção de esportes do jornal e apostar em corridas de cavalos. Quando o médico negou seu pedido de cirurgia de catarata, ele foi para casa, deitou-se na cama e morreu em uma semana.

É por isso que os médicos precisam ser treinados em comunicação e levar em consideração os pedidos dos pacientes. Vi a força das minhas palavras com crianças, especialmente. Eu passava álcool no braço delas e dizia que não sentiriam a agulha por causa do álcool. Às vezes eu as curava blefando. Com palavras, eu conseguia induzir anestesia local em um terço das crianças, que se impressionavam com o resultado. As outras me diziam que a tentativa não havia funcionado, mas mesmo assim sentiam menos dor. Tive inclusive casos de crianças que adormeceram a caminho da sala de cirurgia e descobri que isso aconteceu porque eu lhes dissera que iriam dormir nesse local. Para algumas precisei explicar que eu não conseguiria chegar ao apêndice se elas se virassem e dormissem sobre o estômago.

Não conseguimos sobreviver sem esperança e sem sentido. Milhares de estudos mostram que os otimistas têm saúde melhor e vida mais longa do que os pessimistas, mesmo sendo menos cuidadosos com a realidade da vida. Foram publicados muitos estudos mostrando que os nossos sentimentos produzem consequências físicas. A solidão afeta os genes, os quais controlam a função imunológica. Pacientes de câncer que riem vivem mais tempo. Tratar a depressão com aconselhamento e reuniões de grupo favorece a sobrevivência. O modo como nos sentimos cria a nossa química.

As pessoas que realizam trabalhos voluntários também têm saúde melhor, especialmente quando têm uma doença e ajudam outras pessoas portadoras da mesma enfermidade. Em um estudo com pacientes de câncer, os melhores índices de sobrevivência estavam entre os que tinham um espírito combativo. Em seguida vinham os que negavam, e cuja esperança, de certo modo, nascia da negação do que poderia acontecer. Os piores índices encontravam-se no grupo dos que não tinham esperança e amparo. Um homem recebeu a informação de que era HIV positivo, foi para casa e desenvolveu todos os sintomas. Como tivera amigos que haviam morrido de AIDS, ele conhecia a rotina. Alguns meses mais tarde, seu médico descobriu que o relatório continha erros e que ele não estava afetado pelo HIV. Ao saber disso, ele recuperou a saúde em duas curtas semanas.

Creio que o que mais ajudou a me preparar para este trabalho foram as crianças que eu tratava. Lembro-me de uma criança cujo cachorrinho estava para ser sacrificado; ela disse: "Eles têm vida mais curta porque não precisam de todo o tempo que nós precisamos para aprender a amar e a perdoar". As crianças e os animais são meus professores porque nos ensinam a viver no momento, a ter senso de humor, a não nos preocupar com a semana seguinte, a pedir ajuda e a compartilhar sentimentos. Todos esses são comportamentos típicos do sobrevivente. É doloroso ver uma criança morrer, e esse sofrimento me levou a uma jornada espiritual para tentar compreender e lidar com essa experiência. Acredito que estamos nesta terra para nos tornarmos completos, e tudo o que nos ajuda nessa direção é uma bênção. O problema é que algumas bênçãos não parecem muito boas quando acontecem. O que você definiria como uma maldição pode se transformar em bênção se você a considerar como sua professora e deixar que ela lhe mostre que nem todos os efeitos colaterais do câncer são ruins. Mencionei acima o que Lois Becker, uma mulher que me escreveu sobre seu câncer de mama, disse: "O câncer me fez olhar para mim mesma e eu gosto do que vi".

Por isso, lembre-se, a questão é: você está disposto a renascer uma vez, e mais uma, e mais uma? Como disse Martin Buber em seus escritos, se uma mulher entra em trabalho de parto prematuramente, os médicos a tratam para interromper o processo, mas se ela está no nono mês, eles a ajudam a dar à luz. Talvez você pense: quando tenho um problema, mas não estou preparado ou não consigo mudar e nascer de novo, Deus intervém e atende às minhas orações. Não é isso que ocorre, porém, quando chega a hora de você renascer. Esse, então, é o seu momento de mudar e Deus não interfere para resolver o problema. Agora é a sua vez. Assim, repito, não se trata de Deus puni-lo, mas de dar-lhe a oportunidade de mudar por meio dos seus esforços e dores de parto e dar à luz a você mesmo.

Estudei muitas religiões e descobri que algumas levam as pessoas a se sentirem culpadas quando desenvolvem uma doença. No entanto, para o médico e filósofo judeu Maimônides, doença era perda da saúde, e todos deviam ajudar o doente a reencontrar o que ele perdeu. Ao saber que contraíra uma doença grave, um muçulmano disse: "Louvado seja Alá". Por quê? Porque ele sabia que haveria uma bênção associada à doença. Conheço cristãos que acreditam que Deus lhes envia uma doença para levá-los para mais perto d'Ele.

Estou falando de amor a si mesmo e à divindade que está dentro de cada um de nós. Para mim, não se trata de teologia, mas de ser um exemplo vivo de fé, esperança, alegria e amor. Este trabalho me possibilitou conhecer muitas pessoas inspiradoras que me mostraram que somos capazes de sobreviver, não no sentido de nos curar, mas de viver com a experiência, por mais difícil que ela possa parecer. Fé, esperança, alegria e amor são o que nos sustenta e podem ser nossas armas quando matamos com bondade e atormentamos com ternura. Estamos aqui para viver e aprender, e as pessoas que me inspiram são minhas professoras e meus modelos. Em *The Human Comedy* [*A Comédia Humana*], William Saroyan escreveu: "A melhor parte de um homem bom permanece [...] porque o amor é imortal e faz com que tudo seja imortal, ao passo que o ódio morre a cada instante".

Estou preparado para a minha própria morte e não a temo, do mesmo modo que não temo nenhuma outra coisa. Como um dos nossos filhos me enviou uma mensagem eletrônica num dia em que não se sentia bem: "A vida suga, e a maioria das pessoas suga, e se você acorda um dia e o mundo é belo e todos se amam, você está morto". Por isso, como eu disse, para mim a morte não é o pior resultado. Não tenho medo de que a minha vida termine. Tenho mais medo de que ela nunca comece, e procuro vivê-la como se este fosse o último dia de todos os que eu amo. Espero que todos vocês sintam a mesma coisa e saiam do casulo criado pelas palavras e ações de outros e sejam transformados. Deem seu amor ao mundo como querem dá-lo, de modo a não perder a vida tentando agradar os outros.

Houve um momento na minha vida em que eu exercia três atividades. Durante o dia, eu trabalhava como cirurgião. Terminadas as cirurgias, eu aconselhava pessoas no consultório. Por fim, em casa, à noite, eu atendia ao telefone e respondia cartas. Percebi que eu precisava dar uma direção à minha vida e consolidá-la. Ainda hoje encontro pessoas que se sentiram confortadas quando lhes escrevi uma carta pessoal quando precisaram de ajuda. Hoje tudo é mais fácil devido aos e-mails, que também me favorecem a comunicação com pessoas do mundo inteiro. Por isso sou um homem ocupado, mas a bênção está sempre na ajuda a outras pessoas. Não me aborreço quando as pessoas me procuram em casa, pois sei que são sobreviventes que procuraram e me encontraram. Aprendi a não procurar e tentar salvá-las. Quando ajudo as pessoas a encontrar amor, esperança, alegria e fé, elas se beneficiam e eu também. Posso me cansar, mas estou me fortalecendo e não definhando.

Pela minha experiência, aprendi a amar a mim mesmo e aos outros, sabendo que sou mortal e estou aqui por tempo limitado. Também aceito que preciso ser orientado pelos meus familiares, pelos pacientes e pelos colegas para me tornar ainda mais amável. Estou pronto para confessar as minhas fraquezas e defeitos ao mesmo tempo em que sou agradecido pela vida e pelas oportunidades que ela me oferece.

Concluo com as palavras de Thornton Wilder em seu livro *The Bridge of San Luis Rey* [*A Ponte de São Luís Rei*]: "Seremos amados por algum tempo e depois esquecidos, mas o amor terá sido suficiente. Todos os impulsos de amor retornam ao amor que os gerou. Nem mesmo de memória o amor precisa. Existe uma terra dos vivos e uma terra dos mortos; a ponte que as une é o amor, a única sobrevivência, o sentido único". Assim, todos os dias, ao meditar e ao oferecer as minhas preces, eles estão comigo, e não deixo que as minhas lágrimas apaguem as suas velas celestiais porque sei que eles querem que eu viva a fé, a esperança e a alegria.